응꼬형과 함께 하는

변비 탈출 10계명

응꼬형과 함께 하는 변비 탈출 10계명

1판 1쇄 발행	2025년 7월 16일
지은이	윤상민, 권요한
펴낸이	정원우
편집	이원석, 민지현
디자인	홍성권
펴낸곳	어깨 위 망원경
출판등록	2021년 7월 6일 (제2021-00220호)
주소	서울시 강남구 강남대로 118길 24 3층
이메일	book@premiumpublish.com
ISBN	979-11-93200-27-8 (03510)

ⓒ2025, 윤상민, 권요한 All rights reserved.

이 책은 저작권법에 따라 보호받는 저작물이므로 무단전재와 무단복제를 금지하며,
이 책의 내용을 이용하려면 반드시 저작권자와 본사의 서면동의를 받아야 합니다.

응꼬형과 함께 하는
변비 탈출 10계명

윤상민·권요한 지음

어깨 위 망원경

프롤로그

"네 대변이 혼돈과 공허 속에 있을지라도, 다음 열 개의 계명으로 그 길을 열어주면 장의 평화가 너희에게 임하리라."

벌써 10년이 되어갑니다. 항문외과 진료를 시작한 지가요. 그동안 제가 만났던 수많은 변비 환자에 대한 기억이 새록새록 떠오릅니다. 심한 변비로 발생한 치질, 치열, 치루 등의 항문 질환, 고질적인 변비로 인한 복부 불편감으로 일상생활이 거의 불가하고, 이로 인한 우울증까지 생기는 환자들, 변에 매여 화장실 근처를 떠나지 못하는 사람들, 변비를 고치기 위해 수많은 병원과 한의원을 전전하고, 안 써본 약이 없지만 좋아지지 않아 절망에 빠져서 내원했던 환자들.

배변 장애는 삶의 질에 엄청난 영향을 줍니다. 우리가 살아가는 데 가장 기본적인 것이 바로 먹는 것과 싸는 것입니다. 잘 싸지 못하면 복부 팽만과 불편감으로 먹는 것에도 영향을 미치게 됩니다. 또한 배변이란 우리가 밥을 먹듯이 거의 매일 일어날 수밖에 없는 행위로서 이런 배변에 문제가 발생하게 되면 삶의 질에 큰 영향을 줄 수밖에 없습니다. 한국인의 17%가 변비로 고통을 받고 있으나 변비 환자 3명 중 1명은 치료를 받지 않는 것으로 조사되었습니다. 게다가 변비를 고치려고 노력하는 사람들도 대체요법 사용의 비율(67%)이 높아 전문적인 변비약(완하제)을 사용하는 비율(16%)은 다른 나라에 비해 월등히 낮았습니다. 제대로 된 관리를 받을 가능성 또한 매우 낮을 수밖에 없습니다.

변비에 대해서는 책보다 환자에게 배운다

"항문 질환은 배변 문제에서 시작한다. 항문 질환을 치료하기 위해서는 배변 치료가 일차적으로 이루어져야 한다." 이런 마음으로 개원 후 바로 변비와 변실금에 대한 바이오피드백을 시작하게 되었습니다. 다른 수술 위주의 항문외과와는 다른 길을 선택했던 것입니다. 저희 변비 클리닉을 믿고 많은 변비 환자가 내원해 주셨습니다. 환자들은 변비가 생긴 여러 가지 이유와 이로 인한 결과들을 말과 표정과 몸짓으로 그리고 때로는 그들의 고통스러운 몸 상태를 통해 제게 알려주었습니다.

병태 생리학이 발전하며 수많은 질환의 원인이 밝혀졌습니다. 하지만 변비의 원인은 그 유병률과 삶의 질에 미치는 지대한 영향에도 불구하고 명명백백하게 밝혀지고 정리되어 있지 않았습니다. 교과서에서 확인할 수 있는 서행성 변비, 폐쇄성 변비(항문에서 배출 곤란), 혹은 혼합형(서행성과 폐쇄성이 동반) 변비로 환자를 나누는 방식은 의사뿐만 아니라 환자 입장에서 배변 곤란을 이해하고 치료하는데 한계가 있었습니다.

많은 환자를 진료하며, 이들의 배변 문제를 유발하는 식이 습관, 생활 습관, 배변 시도의 이유 및 배변과 관련된 다양한 습관들을 오랜 기간 조사하고 철저히 분석한 결과, 대부분의 환자에게 특정한 패턴이 존재한다는 것을 알게 되었습니다. 이러한 패턴은 기존 의학에서 이해하던 단순한 '장이 느리다(서행성)', 또는 '항문에서 배출을 못 한다(폐쇄성)'와 같은 설명만으로는 충분하지 않았습니다. 변비는 식습관, 배변에 대한 생각과 태도, 배변 시도의 동기, 변의 성질, 대장의 움직임 및 감각 그리고 배변 자세와 힘주는 방향 등 다양한 요인에서 비롯된다는 점을 확인할 수 있었습니다. 따라서 변비 치료는 단순히 약물에 의존하기보다는 환자의 식이와 생활 습관을 교정하고, 변비에 대한 인식과 관념을 변화시키는 데서 시작해야 합니다. 이러한 접근을 바탕으로, 변비 클리닉에서는 약물 치료를 넘어 환자가 자신의 문제를 직접 이해하고 해결할 수 있도록 돕는 교육 시스템을 구축하였습니다.

저희 병원에는 삶의 질을 크게 떨어뜨리는 변비 문제를 해결하기 위해 전국 각지에서 내원하시는 환자분들이 많습니다. 변비가 낫지 않아 대체 요법, 약국 약, 한의원, 대학병원을 전전하며 수많은 치료법을 시도해 봤지만 도저히 해결되지 않아 마지막 희망으로 저희 병원에 내원하시는 분들이 적지 않습니다.

특히 제 기억에 남아 있는 70대 남성 환자분이 계십니다. 무려 3개월 동안 변을 보지 못했다며 병원을 찾아오셨습니다. 이 환자분은 복부의 불편감을 해소하기 위해 배변을 시도했으나 반복된 실패로 인해 강한 약과 자극성 하제를 사용하기 시작했습니다. 그러나 약물 사용이 이어지면서 변이 거의 소진되고 복부 불편감은 더욱 심화되었습니다. 결국 더 강한 약물을 사용하게 되었고, 내원 당시에는 변 대신 점액과 물 같은 소량의 배출만을 하루 10회 이상 반복하는 상태였습니다.

이 환자분에게는 복부 불편감을 유발할 수 있는 식이를 제한하고, 사용 중인 약물을 줄이며 적절한 약물로 스스로 조절하는 방법을 교육했습니다. 그 결과, 환자분은 점차 편안하게 배변할 수 있게 되었고, 자신의 상태를 스스로 이해하고 조절할 수 있다는 자신감도 갖게 되었습니다. 과거에 다녔던 병원에서는 본인의 문제에 대한 적절한 대안 대신 단순히 약물 처방만 제공했지만, 이제는 자신의 문제가 무엇인지 명확히 알게 되었고, 이를 해결할 수 있어 현재 배변 상태에 매우 만족한다고, 기뻐하면서 저희에게 감사의 말을 전해 주셨습니다.

이처럼 변비 문제는 단순히 약물로 해결되는 것이 아니라, 문제의 원인을 정확히 이해하고 이를 인지하며 조절할 수 있는 상태를 만드는 것이 무엇보다 중요합니다.

변비로 고생한다고 환자가 아닙니다

이 책을 보시는 분들은 대부분 본인 혹은 사랑하는 가족이, 삶의 질에 문제가 생길 정도의 심한 변비를 갖고 계실 겁니다. 눈이 안 좋다고 환자라고 할 수는 없습니다. 그저 안경을 쓰며 관리하면 되는 것이죠. 변비도 마찬가지로 편하게 지내기 위해 그냥 남들보다 조금 더 노력해야 하는, 관리해야 하는 상태인 것입니다.

또한 변비는 치료할 수 있는 것이 아닙니다. 약을 한 달 먹는다고 평생 변비가 안 생긴다? 이런 일은 없겠죠? 변비는 치료하기보다는 관리해야 하며, 나으려고 하기보다는 이겨내기 위해 노력해야 합니다. 저는 여러분이 변비를 치료하지 않고 이겨낼 수 있도록 이 책을 통해 도움을 드리고자 합니다.

"변비는 이겨낼 수 있습니다!"

1. **폐쇄성 기질성 변비(3계명)**: 쉽게 이야기 하면 하수구가 막히는 것이죠. 항문이나 대장 등 변이 다니는 길의 협착, 폐쇄를 발생시키는 항문 협착, 대장·직장암과 같은 구조적 변화를 동반한 질환으로 인한 변비입니다. 이러한 구조적 문제에 대한 치료(항문 협착을 해소하는 수술이나 대장암 수술, 직장암에 대한 스텐트

등)가 동반되지 않는 경우 증상의 호전이 불가능하기 때문에, 변비를 치료하기 전 꼭 항문과 대장·직장에 대한 검사를 해야 합니다.

2. 저식이 변비(4계명): 1주일 동안 굶는다면 변이 나오겠습니까? 변이 없는데 변이 나올 수는 없습니다. 가장 흔한 타입의 변비입니다. 다이어트로 식사량이 적거나, 밀가루나 인스턴트 음식 등 변을 만들지 않는 음식을 섭취할 때 발생할 수 있습니다. 변비를 이겨내기 위해 가장 중요한 점은 어느 정도 변을 만들어야 한다는 것입니다. 올바른 식이섬유 섭취에 대해서도 함께 알아보겠습니다.

3. 빠른 변비(5계명): "장이 빠른데 변비라고?" "변이 묽은데 변비라고?" 이상하지 않습니까? 묽은 변은 설사와 같이 사르르한 복통, 배변 후에도 시원하지 않은 느낌을 만들어 계속된 힘 주기, 배변 곤란을 만듭니다. 기억하세요! 변은 묽을수록 보기가 힘듭니다. 변을 좋게 만들어야 합니다. 변을 묽게 만드는 여러 음식(특히 포드맵)에 대해서도 알아야 합니다.

4. 느린 변비(6계명): "변비 때문에 죽는 일도 있다고?" 만성질환, 고령화, 파킨슨병, 신경과 질환, 원래 느린 장 등 서행성 변비는 점차 증가하고 있습니다. 장이 느리면 변이 장내에 쌓이며

변비 증상이 악화되고 결국 장천공까지 발생할 수 있습니다. 병원에서 전문적, 적극적인 치료가 필수적입니다. 장운동을 좋아지게 할 수 있는 여러 방법에 대해서도 알아보겠습니다.

5. 강박성 변비(7계명): "변은 매일 봐야 하는 것이 아닙니다. 정말 변이 보고 싶을 때만 가야 합니다." 2-3일에 한 번 변을 봐도 편하게 본다면 변비가 아니지만, 때가 되지 않은 변을 매일 억지로 보려고 할 때 변비가 됩니다. 배변의 메커니즘에 대해 이해하면 어떨 때 변을 봐야 하는지 잘 알 수 있게 될 것입니다.

6. 과민성 변비(8계명): "과민성 변비는 변비의 끝판왕입니다!" 과민성은 '설사'가 아닙니다. 복통, 가스 팽만(복부에 가스가 차서 복부가 불편한 느낌) 등 복부의 불편감을 말합니다. 이런 복부의 불편감을 해소하기 위해 배변을 시도해도 변은 나오지 않습니다.

잊지 마세요. 변은 똥이 마려울 때 보는 것입니다. 배가 불편해서 화장실에 가도 변은 나오지 않습니다. 이런 과민성에 대해 이해하기 위해, 위에서 열거했던 식이섬유, 포드맵 음식, 장운동, 배변의 메커니즘 등을 모두 알아야 합니다.

차례

프롤로그 _ 5

1계명 _ 14
쾌변하려면, 무엇보다 변이 좋아야 합니다

2계명 _ 23
변비는 낫는 것이 아닙니다. 관리하는 것입니다

3계명 _ 31
'암'만 아니면 됩니다. 변비의 기질적 원인을 찾아봅시다

4계명 _ 47
변은 먹는 만큼 나옵니다(저식이 변비)

5계명 _ 55
변이 묽을수록 배변이 어려워집니다(빠른 변비)

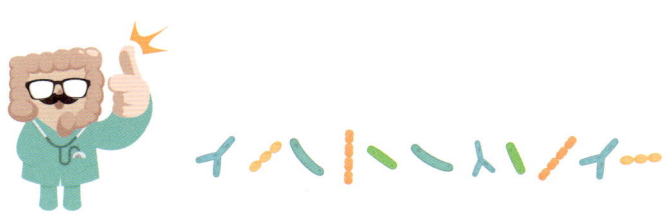

6계명 _ 74
서행성 변비는 적절한 약물 치료가 필수적입니다

7계명 _ 93
반드시 매일 배변해야 하는 것은 아닙니다(강박적 변비)

8계명 _ 117
배의 불편감과 변의는 구분해야 합니다(과민성 변비)

9계명 _ 142
변비약이나 건강 보조제는 제대로 알고 먹어야 합니다

10계명 _ 168
변비는 결국 항문 질환으로 이어집니다

변비 탈출 10계명을 마무리하며 _ 189

부록 1 _ 식이섬유 어떻게 먹어야 할까요? _ 191
부록 2 _ 변비를 이겨내기 위한 골반 사용 설명서 _ 243

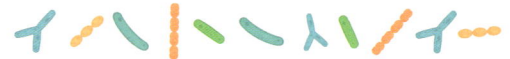

> 1계명

쾌변하려면,
무엇보다 변이 좋아야 합니다

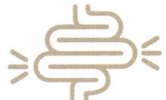

변비 치료 1계명, 첫 번째, 가장 중요한 것, 하나만 기억해야 한다면? 바로 굿똥, 좋은 변을 기억하시면 됩니다. 편한 배변을 위해 가장 중요한 것은 바로 좋은 변입니다.

변비의 정의

일반적으로 사람들은 변이 단단해서 배출하기 힘든 것을 변비라고 생각합니다. 하지만 실제 임상에서 보는 변비는 단단한 변만을 지칭하는 것이 아닌 배변하기 힘든 "배변 곤란"을 지칭하게 됩니다. 변비를 정의하는데 가장 많이 쓰이는 로마 기준(Rome Criteria)으로 보면 변비란 과도한 힘 주기, 단단한 변, 잔변감, 항문 폐쇄감, 배변을 위한 부가적 처치(수지 배변 유도 등)가 전체 배변 중 1/4을 차지하며, 적어도 진단 6개월 전에 증상이 시작되어 지난 3개월 동안 위의 증상 중 2가지 이상이 있는 경우를 말합니다. 쉽게 이야기 하자면, 변비란 변이 단단한 것을 말하는 것이 아닌 배변이 힘든 "배변 곤란"을 지칭한다는 것입니다. 따라서 변비 치료란 단단한 변뿐만 아닌 과도한 힘 주기, 잔변감, 항문 폐쇄감, 약물 오남용 등 배변과 관련된 모든 증상에 대한 치료라는 것입니다. 단지 단단한 변의 문제를 해결하는 것이 아니라 배변과 관련된 모든 문제를 해결하는 것이 바로 변비 치료입니다.

> **로마 기준(Rome Criteria)**은 소화기 질환, 특히 기능성 위장관 질환(Functional Gastrointestinal Disorders, FGIDs)의 진단을 위해 개발된 국제적으로 표준화된 진단 기준입니다. 기능성 위장관 질환은 구조적 이상이 없지만 소화기 증상이 지속적으로 나타나는 질환을 포함합니다.

변비 치료에 가장 중요한 것은? 굿똥!

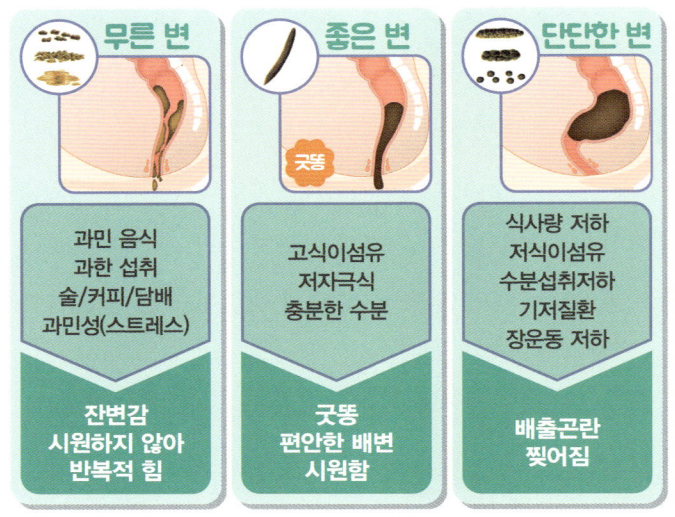

그림 1-1 무른 변, 좋은 변, 단단한 변

자, 윤상민이라고 하는 사람을 한 번 생각해 봅시다. 저는 평소에 변을 하루에 1번 정도 1-2분 안에 봅니다. 네, 잘 싸는 사람이죠. 그런데 제가 요 며칠 사이에 일이 너무 바빠서 식사도 제대로 챙겨 먹지 못했습니다. 그랬더니 갑자기 변이 2-3일에 한 번 나오고 단단해지지 뭡니까. 변이 단단하니 평소와 다르게 잘 나오지 않아 힘을 많이 주게 되더라고요. 힘을 주다가 머리가 핑 돌 정도가 되기도 했습니다. 그러다 며칠 전에 회식을 하게 되었습니다. 삼겹살에 술과 매운 김치찌개까지 곁들여 잔뜩 먹었지요. 그랬더니 다음날 묽은 변이 나오는데. 배가 살살 아프고 계속 변이 나올 것 같아서 화장실에서 나오지를 못하고, 변을 보았는데도 남아 있는 느낌(잔변감)이 이어져 더 힘을 주게 되더군요.

자, 위의 내용은 누구나 한 번쯤은 느껴봤을 상황일 겁니다. 윤상민 씨는 원래 변을 잘 보는 사람이었습니다. 그런데 변이 단단해지자 나오지 않아 힘을 주게 되고, 변이 묽어져도 배가 아프고 시원하지 않은 후중감(잔변감)으로 인해 힘을 주게 되는 것입니다. 즉 평소에 변을 잘 보던 사람도 변이 나빠지게 되면 배변 곤란이 발생할 수밖에 없다는 것입니다.

"변이 좋지 않은데 변을 편하게 볼 수는 없다."

대장 항문외과에서는 기능적인 변비를 치료하기 위해 바이오피드백 치료를 시행하기도 합니다. 이는 배변하는 자세를 교정하고, 배변 시 올바른 힘 주기를 할 수 있도록 돕는 치료 방법입니다. 생각해 봅시다. 배변 자세가 좋고 올바른 힘 주기를 할 수 있다면 변이 단단해도 변을 잘 볼 수 있을까요? 변이 묽은데 배가 아프지 않고 시원하지 않은 느낌 없이 변을 볼 수 있을까요? "아닙니다!" 변이 좋지 않으면 아무리 좋은 자세와 힘 주기 방법을 교육해도 변을 잘 볼 수는 없습니다. 배변 곤란을 치료하기 위해 가장 선행되어야 하는 목표는 바로 좋은 변입니다. 변이 좋아야 잘 볼 수 있는 환경이 만들어지는 것입니다.

편안한 배를 위한 선결 과제, 좋은 변

안 좋은 변은 복부의 불편감을 동반합니다. 우리의 장은 자르거나 전기 소작기 등으로 지지는 경우에도 통증을 느끼지 않습니다. 내시경을 비수면으로 하면서 본인의 대장에 있는 용종이 잘리는 모습을 아무 느낌 없이 볼 수도 있는 것이죠. 하지만 장은 늘어나거나 강하게 경련성 수축을 할 때 통증을 느끼게 됩니다. 내시경을 할 때 가스를 많이 채워 장이 늘어나거나, 놀란 장이 경련하며 수축할 때 통증을 느끼게 되는 것이죠.

느린 장, 단단한 변에 의해 변비가 발생하는 경우 장내에 변과 가스가 쌓여 장이 점차 늘어나게 되면서 복부의 팽만감과 불편감을 느끼게 됩니다.

변이 묽은 경우는 다른 기전으로 복부의 불편감이 발생합니다. 변이 묽다는 것은 장이 빠르게 움직여 변의 수분이 흡수될 틈도 없이 항문에 묽은 상태로 도달하게 되는 것을 의미합니다. 이런 묽은 변은 장의 강하고 빠른 경련성 움직임과 관계된 경우가 많으며, 이런 경련성 움직임은 배가 살살 아픈 복통과 더부룩한 느낌을 만들고, 묽은 변은 배출 후에도 직장에 남아 시원하지 않은 느낌(후중감, 잔변감)을 만들게 됩니다.

우리가 배가 아파서 병원에 가면 복통 약을 처방 받게 되는데요. 이러한 복통 약들은 대부분 두 가지 종류로 이루어져 있습니다. 장을 느리게 하는 것과 장을 빠르게 하는 것이죠. 느린 장이 원인이라, 단단한 변 때문에 장이 늘어남에 의한 복통이 의심되면, 장을 빠르게 만들어 주는 약을 씁니다. 변이 묽고 장이 너무 빨라, 경련성과 동반된 복통이 의심되면 장의 경련을 줄이고 장을 느리게 이완하는 약을 사용하게 되는 것이죠. 이처럼 복통을 줄이는 약도 결국 목표는 적절한 장의 움직임을 통해 좋은 변을 만드는 것입니다. 너무 느려서 변이 단단해지지 않도록, 너무 빨라서 변이 묽어지지 않도록 조절하는 것이죠. 적절한 움직임과 좋은 변은 편안한 배와 일맥상통합니다.

**이제는 똥이 안 좋아지게 된 원인을 찾아서
이를 바꾸기 위해 노력해야 합니다.**

변비의 원인은 그저 항문만이 아닙니다

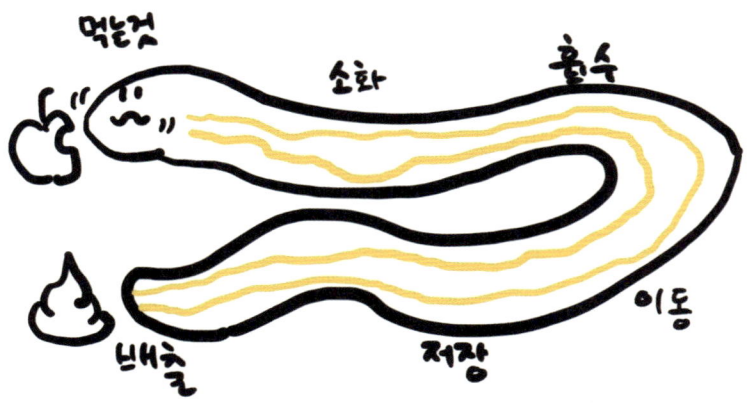

그림 1-2 배변 과정

좋은 변은 편한 배변, 편안한 배를 위한 치료의 일차적 목표가 된다는 것을 알게 되었습니다. 그렇다면 변비의 원인, 그러니까 안 좋은 변의 원인은 무엇일까요? 항문외과에 오시는 많은 환자분은 변과 항문에 집중하게 됩니다. 변이 단단해서 항문에 걸린다. 항문이 막힌 것 같다. 항문이 불편하니 마치 변비가 항문에 의해 발생한 것처럼 생각합니다. 그리고 이렇게 말하는 경우가 많지요. "제발 수술을 받고 싶어요. 변 보는 것이 너무 힘들어서 정말 죽고 싶어요." 하지만 많은 경우 항문에는 전혀 문제가 없습니다.

변의 형성 과정에 대해 알아볼까요? 우리가 음식을 먹으면 저작 과정, 위·소장의 연동 운동, 소화 효소에 의해 물리적·화학적 분해가 되고, 소장 내에서 물과 영양소가 흡수된 후 남은 찌꺼기는 대장으로 이동합니다. 남은 음식 찌꺼기들은 대장 내에서 이동하며 물의 추가적인 흡수 과정을 거치게 되며 점차 변을 형성합니다. 대장 내에서는 여러 장내세균들과 상호작용하며 우리에게 좋은 영양소를 만들고, 때로는 가스나 수분 저류 등 부산물이 발생하게 됩니다. 이 과정을 거친 변이 직장을 통해 항문에 도달하여 배변 과정이 시작되는 것입니다. 항문은 단지 도착한 변을 보내는 곳일 뿐 변을 만드는 데는 어떤 영향도 미치지 않는 것입니다. 이러한 [음식]을 섭취 – 소화 흡수 [장의 움직임] – [장내 미생물]과의 상호 작용 – 항문에 도달 – [배변] 과정 내의 모든 문제들이 배변 문제에 영향을 줄 수 있습니다. 쉽게 정리하자면 음식, 장의 움직임, 장내 미생물, 배변 문제가 복합적으로 작용하는 것입니다.

그렇다면 우리가 변을 좋게 만들기 위해 해야 하는 일은 나에게 어떤 문제가 있는지를 확인하는 것입니다. 그리고 이런 문제를 해결하기 위해 노력하고 이런 노력이 부족하거나 불가능하다면 이를 도울 수 있는 약물을 통해 조절할 수 있도록 해야 합니다. 변이 나빠진 원인을 찾지 않고 이를 변화시키기 위해 노력하지 않는다면 변비는 좋아질 수 없고, 약을 줄일 수 없을 것입니다. 이것이 변비 치료의 핵심입니다.

좋은 변을 만들려면
- 식이섬유가 풍부한 식사와 충분한 수분 섭취를 한다.

장의 움직임을 정상화하려면
- 적절한 신체 활동 및 자세와 호흡을 유지한다.

올바른 배변을 하려면
- 좋은 배변 자세와 함께 적절한 배변 습관을 들인다.

이것으로도 부족하다면 약이나 건강 보조 식품으로 조절해야 한다.

2계명

변비는 낫는 것이 아닙니다
관리하는 것입니다

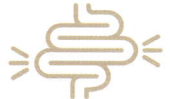

변비약 = 내성? 아닙니다!

가장 흔한 오해는 다음과 같습니다. "약을 먹으니 좋아져서 나은 줄 알았는데 다시 나빠져요. 변비약 먹으면 내성이 생긴다고 너무 많이 들어서 무서워서 못 먹겠어요."

제가 지금 말씀드릴게요. "병원에서 처방하는 일반적인 하제들은 대부분 평생 드셔도 안전한 약들입니다. 약을 끊으려고 하지 마세요."

이제부터 그 이유에 대해서 설명해 드릴게요. 일반적으로 많은 분이 걸리는 만성 질환이죠? "고혈압"과 비교해서 이야기해 보겠습니다.

변비는 낫는 것이 아닙니다.

자. 주위에 혈압약 드시는 분들 많죠? 혈압약을 먹는다고 혈압이 낫는 것 본 적 있으신가요? 혈압약을 먹으면 혈압이 정상이 될 수 있습니다. 그렇다면 정상이 되었다고 고혈압이 나은 것일까요? 그건 아니겠죠. 혈압약은 끊으면 다시 혈압이 오르게 됩니다. 혈압약을 먹는다고 고혈압이 낫는 것이 아닌 것이죠. 약을 먹을 때만 효과가 있는 것입니다. 약을 왜 매일 먹는지 아세요? 약의 효과는 채 하루가 가지 않기 때문입니다. 그래서 매일 하루에 한두 번 약을 먹게 되는 것입니다. 나이가 들면서 여러 질환이 생기는데, 낫는 병은 거의 없다고 생각하시면 됩니다. 고혈압, 당뇨, 고지혈증 등 만성질환의 치료 목표는 낫는 것이 아닌 관리가 되는 것이죠.

변비는 어떨까요? 약을 먹으면 분명히 좋아질 수 있습니다. 변은 어떻게든 볼 수 있게 해드릴 수 있습니다. 그럼 변이 잘 나온다고 약을 끊으면 어떻게 될까요? 예전으로 돌아갈 수밖에 없는 것입니다. 자, 나이가 들면 변비는 어떻게 될까요? 대부분의 경우 나빠지게 되겠죠? 먹는 것도 감소하고, 장도 느려지고, 물도 안 먹고, 활동도 줄어들게 될 테니까요. 그럼 변비약은 늘려야 할까요? 줄여야 할까요?

맞습니다. 변비약은 늘어나게 될 것입니다. 변비가 나빠지는데 변비약을 줄일 수는 없습니다. 변비약을 평생 먹어야 할 수 있는 거죠. 그렇다면 중요한 것은 평생 먹어도 안전한 약으로 변비를 관리하고,

약을 잘 조절하며 살아야 한다는 점입니다.

　오래 써도 안전한 약으로, 편하게 변을 볼 수 있을 정도로, 혼자서 조절할 수 있어야 합니다.

　조절을 하기 위해서는 목표를 세워야 합니다. 혈압약을 먹을 때는 명확한 목표가 있습니다. 혈압을 120/80 정도로 낮추는 것이죠. 이를 위해 나에게 맞는 혈압약을 선택하고 약의 용량을 조절하게 되는 것입니다. 변비약 조절의 목표는 무엇일까요? 변을 매일 보는 것일까요? 아닙니다. 변을 매일 보는 것을 목표로 하면 약을 강하게 써야 합니다. 변은 2-3일에 한 번 봐도 됩니다. 변이 약간 단단해도 상관없습니다. 단지 내가 보고 싶을 때 편하게 볼 수 있는 정도로 변을 만들고, 배가 불편하지 않은 상태를 유지할 수 있으면 되는 것입니다.

> **변비약 조절의 목표**
> 매일 보는 것을 목표로 약을 강하게 쓰면 안 된다. 2-3일에 한 번 봐도 된다. 변이 좀 단단해도 된다. 배변이 편하고 배가 편한 상태를 만들 수 있으면 된다.

　대부분 병원에서는 변비 치료에 관심이 없습니다. 만성질환자에게 흔하게 병발하는 증상으로 여겨, 그냥 약 한두 달씩 처방하고 설명도 안 해주는 경우가 많습니다. 그러면 환자들은 약이 약해서 계속 변비 상태이거나, 약이 강해서 설사를 하면서도 계속 그 약을 그대로 먹고 효과가 없다고 느끼게 되는 것이죠. 다시 한 번 강조 드리자면, 변비약을 사용할 때는 혈압을 120/80으로 낮추기 위해 혈압약을 조절하는 것처럼, 변을 부드럽고 편하게 보며 배를 편하게 할 정도로 약을 조절하는 게 중요합니다.

변비약, 끊을 수 있다!

좋은 소식입니다! 변비약은 끊을 수 있습니다. 혈압약을 끊는 분들도 있습니다. 고혈압이 나은 것이죠. 약을 먹어서 나은 걸까요? 아닙니다. 노력했기 때문이죠. 혈압약을 끊을 수 있는 비법을 알려드릴게요. 짠 것 먹지 않고, 국물 마시는 것을 줄이고, 운동을 열심히 하고, 뱃살을 줄이며, 고탄수화물과 고지방 식이를 줄이는 것입니다. 당뇨, 고지혈증 모두 좋아질 수 있습니다! 하지만 현실은 그렇게 말처럼 쉽지 않겠죠? 일상에서 매일같이 하는 이 노력이 가장 힘든 것입니다. 그래서 대부분의 환자분들이 약을 먹게 되는 것이죠.

변비도 똑같습니다. 식이섬유 섭취를 늘리고, 물도 많이 먹고, 운동도 많이 하고, 장 마사지도 잘 해주면 변은 점점 묽어질 것입니다. 그렇다면 변비약을 계속 먹을 필요가 없겠죠? 변이 묽은데 설사하면서 변비약을 먹을 필요는 전혀 없으니까요. 그럼 이제 약을 점차 줄여 나가게 됩니다. 이렇게 열심히 노력하면 약을 줄이다가 끊을 수도 있습니다. 하지만 이런 노력이 힘들죠. 내가 노력하지 않는다면, 변비가 좋아질 수 있을까요? 노력하지 않으면 약을 줄이거나 끊을 수는 없는 것입니다.

적극적 변비 관리의 중요성

자, 지금도 변비가 심한데 나이가 들면 변비는 어떻게 될까요? 분명히 나빠질 수밖에 없습니다. 지금도 이렇게 힘든데 변비가 더 심해진다면 삶의 질은 바닥으로 떨어질 수밖에 없겠죠. 변비 치료에 중요한 점은 약물 치료뿐만 아니라 변비에 대해 이해하는 것이고, 약을 줄여 나

✅ **변비 악순환**

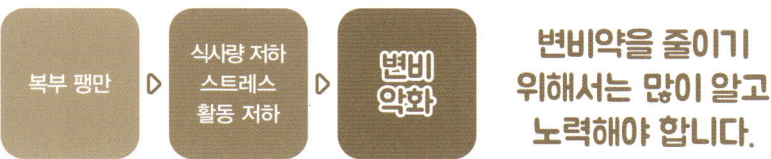

✅ **변비 선순환**

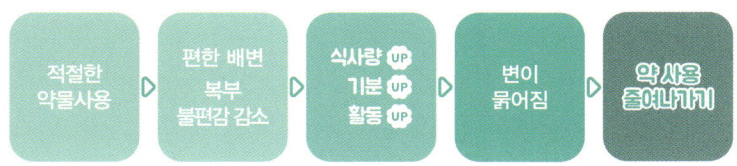

그림 2-1 변비 악순환과 변비 선순환

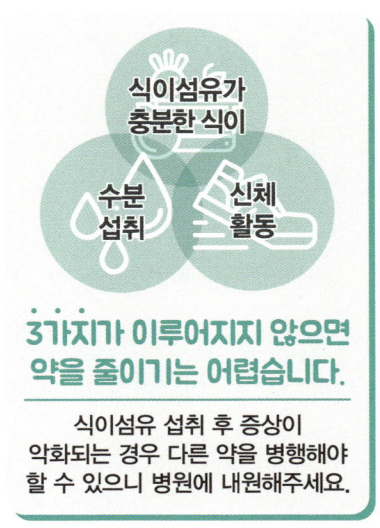

그림 2-1 변비 악순환과 변비 선순환

가고 편한 배변을 위해 노력을 기울이는 것입니다. 하지만 내 변비의 원인도 모르면서 어떻게 노력을 할 수 있겠습니까? 적극적 치료란 단지 약을 열심히 먹는 것을 말하는 것이 아니라, 내 변비의 원인이 무엇인지 알고 이 원인을 해결하기 위한 노력들을 배우며 이를 일상에서 실행해 나가는 것입니다.

변비 치료의 선순환, 악순환에 대해 이야기해 보겠습니다. 변비약을 먹어서 변이 좋아지면 기분이 좋아집니다. 배도 편안해지고요. 그럼 더 먹을 수 있게 됩니다. 이렇게 더 먹어서 변이 많아지면 변은 더 부드럽고 묽어집니다. 그럼 자연스럽게 약을 줄여 나갈 수 있는 것이죠. 하지만 변비약을 기피하면 어떻게 될까요? 우선 계속되는 변비 증상으로 배가 불편하니 음식을 못 먹게 되고, 활동도 점차 감소하게 됩니다. 잘 안 먹고 활동이 줄어들면 변비는 점차 더 악화될 수밖에 없는 것이죠. 변비 치료를 적극적으로 해야 하는 이유가 바로 이것입니다. 변비에 대한 이해와 적극적인 치료, 약물 사용은 변비약을 줄이고 끊는 열쇠가 될 것입니다.

변비인이여, 슬퍼할 필요가 없습니다.

대부분의 변비인은 병원에 오기 전 나름대로 열심히 변비를 이겨내기 위해 노력합니다. 매일 먹는 것을 신경 쓰고 샐러드도 많이 먹고 물도 2L씩 먹는다고 강조합니다. 운동도 1시간씩 열심히 하고요. 하지만 노력해도 안 된다고 낙담하고 슬픈 표정으로 "저는 이렇게 노력하는데 왜 변비가 될까요?" 하고 물어보십니다.

혈압약을 먹는 사람이 혈압약을 먹는다고 슬퍼하는 것 보셨나요? 아무 생각 없이 그냥 먹습니다. 아무 생각 없습니다. 끊을 생각도 안 합니다. 변비도 똑같습니다. 우리는 그냥 변을 만들고, 이동시키고, 배출하는 과정이 남들보다 조금 느리거나, 민감하거나, 불편한 것뿐입니다.

우리는 태어나서 끊임없이 우리 몸을 사용하게 됩니다. 내가 어머니 뱃속에서 태어나기 전부터 내 심장은 계속 뛰고 있고, 뇌는 끊임없이 생각하고 있으며, 소화기는 내 몸을 유지하기 위해 끊임없이 먹고 흡수하고 배출합니다. 우리 몸을 쓰다 보면 부분적으로 약해지고 고장 나는 부분들이 생길 수밖에 없는 것입니다. 태어날 때부터 약한 부분이 있을 수도 있고, 우리가 과하게 사용하게 되는 부분도 있을 것입니다. 혈압을 조절하는 능력이 떨어지면 40-50년 몸을 쓰다 보니 고혈압이 생기고, 당 조절 능력이 떨어지면 당뇨가 됩니다. 눈이 약하다면 젊은 나이부터 안경을 쓰게 되며, 장이 느리다면, 혹 먹는 것이 적다면 변비가 되는 것입니다. 다 똑같습니다. 슬퍼할 필요 없습니다. '그냥 내 장이 좀 느린가 보다. 남보다는 조금 더 노력해야겠다. 뭐 안 되면 약을 먹으면 되지.' 하고 생각하시면 되는 것입니다.

앞서 말씀드렸듯이, 혈압약을 줄일 수는 있습니다. 하지만 아무리 노력해도 완전히 정상이 되지 않는 경우가 많습니다. 그렇다면 계속 혈압이 높게 살아야 할까요? 아닙니다. 노력해서 채울 수 없는 간극은 약으로 채워서 내 삶을 보다 평온하고 안전하게, 윤택하게 살아가면 됩니다. 현대 의학은 빠르게 발전하고 있습니다. 매일같이 좋은 약들이 개발되고 있습니다. 변비로 장이 막히고 장천공이 되어 죽던 예전과는 다릅니다. 보다 안전한 약들이 지속적으로 개발되어 사용되고 있습니다. 내가 변비가 되는 원인을 찾아 이를 교정하기 위해 노력하면 노력으로 채울 수 없는 부분들은 안전한 약들이 채워줄 것입니다.

변비인들이여! 열린 마음으로 변비를 관리해 봅시다.

> 3계명

'암'만 아니면 됩니다
변비의 기질적 원인을 찾아봅시다

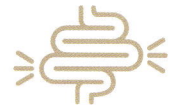

기능성 변비와 기질적 변비

'나는 변비야'라고 말하는 사람들은 대부분 장기간 호전과 악화를 반복하는 증상을 겪고 있습니다. 급성으로 변비가 오는 경우도 많지만, 대부분은 5-10년 이상 변비 증상을 겪다가 결국 병원에 옵니다. 변비로 인해 일상생활이 힘들어지거나 치질, 치열, 치루 등의 항문 질환과 같은 합병증이 발생해서 오게 됩니다. 이런 환자분들은 대부분 그 원인을 찾지 못합니다. 일상생활에서 오는 식이 습관, 장의 운동성, 신체 활동성, 배변하는 습관 등의 문제가 주를 이루며, 우리는 이런 변비를 기능성 변비라고 말합니다. 어떤 특정한 원인을 찾기 힘들고, 생활 습관과 밀접하게 관련이 있으며, 이것 때문에 불편하긴 하지만 죽을 정도로 심각한 문제를 일으키지는 않는 것이죠.

하지만 즉각적이고 근본적인 치료가 필요한 변비도 있습니다. 소화기계의 구조적 또는 기능적 이상으로 인해 발생하는 변비, 즉 특정 질환으로 인해 발생하는 변비를 말하며, 우리는 이러한 변비를 기질적 변비라고 부릅니다. 기질적 변비는 장의 기계적 장애나 해부학적 문제로 인해 발생하는 경우가 많으며, 변비의 원인이 되는 질병이나 상태가 명확히 존재하는 경우를 가리킵니다. 우리가 식사를 하면 음식은 위, 소장, 대장을 지나며 소화 및 흡수 작용을 거치고 변이 만들어지고 항문으로 이동하여 배출됩니다. 이러한 과정 중 어딘가 문제가 발생한 경우 변의 이동에 문제가 생기는 것입니다. 쉽게 이야기하면 하수구가 막혀서 배출되지 않게 되는 상황이 되는 것이죠. 이런 기질적 변비의 주요 원인은 다음과 같습니다.

기질적 변비의 주요 원인

1. 장폐색
장의 일부가 막혀서 대변이 이동하지 못하는 상태입니다. 대장암, 장 유착, 장염전(장이 꼬임) 등이 원인이 될 수 있습니다.

2. 장의 종양
소장, 대장이나 직장에 종양이 생겨 장을 좁아지게 만들어 대변이 정상적으로 이동하지 못하게 되고 결국 막히게 됩니다. 대장암이나 직장암 등이 이에 해당됩니다.

3. 항문 및 직장 질환
항문이나 직장의 질환으로 인해 변비가 생길 수 있습니다. 항문 협착, 직장류(직장이 튀어나온 상태) 등이 원인이 될 수 있습니다.

4. 염증성 장 질환
크론병이나 궤양성 대장염과 같은 염증성 장 질환으로 인해 장이 좁아지거나 직장의 후중감으로 배변 곤란이 발생할 수 있습니다.

5. 신경계 손상
척수 손상이나 파킨슨병, 당뇨병성 신경병증 등으로 인해 장의 신경이 손상되면 장의 운동이 감소하여 변비가 발생할 수 있습니다.

6. 기타
갑상선 기능 저하증, 당뇨병, 전신성 경화증 같은 전신 질환도 장 운동에 영향을 주어 기질적 변비를 유발할 수 있습니다.

변비의 원인은 다양하다

변비의 원인은 다양합니다. 식이 습관, 장의 운동성, 직장 항문의 배출 능력, 배변 습관, 대장·직장의 질환, 항문의 협착이나 직장류 등의 항문 질환, 그리고 배변에 영향을 미칠 수 있는 전신적인 질환까지. 변비를 치료하기 전 이러한 질환들에 대한 전반적인 검사가 꼭 필요합니다. 변비인들에게 꼭 드리고 싶은 이야기는 이것입니다. "변비, 암만 아니면 됩니다." 죽을 병만 아니라면 변은 어떻게든 보고 배변을 잘 관리하도록 도와드릴 수 있습니다.

진료실로 돌아가 실제로 변비인을 진료하며 어떤 검사들을 왜 진행하게 되는지 설명해 드리겠습니다.

환자의 배변 습관 문진

변비인이 오면 환자의 배변 습관에 대해 묻습니다. 변을 며칠에 한 번을 보는지, 변이 단단한지 부드러운지 묽은지, 배변하는 데 시간이 얼마나 걸리는지, 배변 시 힘을 많이 주는지, 힘을 준다면 어떤 이유 때문에 힘을 주는지 (단단해서 막히는 느낌? 첫 변이 바로 안 나오는지? 첫 변이 나온 후 남은 느낌 때문인지), 부가적인 처치가 필요한지, 변비가 언제부터 악화됐는지를 묻게 됩니다. 이런 배변 습관은 후에 이야기해 드릴 기능성 변비의 여러 가지 타입들을 진단하는 데에 가장 중요합니다. 단단한 변은 잘 먹지 않아서 생기는 변비 즉, 장이 느려지는 서행성 변비가 많으며, 변이 묽은 경우 후중감과 복통으로 인한 빠른 변비에 의한 것일 수 있습니다. 하지만 급성으로 발생하고 심한 후중감, 혈변 등이 동반되는 경우 염증성 장 질환이나 직장·항문암에 의한 배변 곤란일 수도 있습니다.

환자의 식이 습관에 대한 문진

식사를 하루에 몇 끼나 하는지, 식사량은 어떠한지, 어떤 것을 주로 먹는지, 식사량이 적다면 어떤 이유로 그러한지(속쓰림 등 위장 장애? 소화불량? 구토?), 혼자 살고 있는지(식사를 제대로 챙겨 먹을 수 있는 상황인지), 음주를 얼마나 하는지 등을 주로 묻습니다.

식사량이 적으면 변이 없고 변이 없으면 할 일이 없어 잘 움직이지 않게 됩니다. 변은 장내에서 오래 머물러 있게 되고 이 시간 동안 계속해서 물을 빼앗기며 단단해지는 것입니다. 일주일간 굶는데 변이 나올 수 있을까요? 변이 없는데 변이 나올 수는 없습니다. 배변에 가장 중요한 요소는 어느 정도 변을 보장해 주어야 한다는 것입니다.

따라서 식이 습관의 교정은 변비 진단과 치료 관리에 필수적인 요소입니다. 변비인이 잘 먹지 못한다면 잘 먹지 못하게 된 원인까지 교정해야만 하는 것입니다. 가령 과민성 변비의 경우 기능성 소화불량이 동반되어 식사량 감소를 보이는 경우가 많고 이런 경우 PPI(프로톤 펌프 억제제) 등의 약제를 추가적으로 처방하여 소화불량 증상을 호전시켜 환자가 더 잘 먹게 만들어야 합니다. 못 먹을 만한 상황이라면 이에 맞추어 약제를 조절해야 합니다. 변을 어느 정도 보장하기 위해 식이섬유 제제를 사용해야 하는 것이죠.

항문 검사의 중요성

이 책을 읽는 많은 변비인이여, 변비 때문에 병원에 가서 항문 검사를 한 적이 있으신가요? 아마 90%는 간단한 문진 후 약물 처방만 받으셨을 겁니다. 하지만 변비를 제대로 진단하는 데는 항문 검사가 필수적입니다. "배변 = 식이 → 장운동 → 항문의 배출" 이라는 과정을 거치는데 가장 중요한 항문의 배출 문제를 확인하지 않으면 제대로 된 진단과 치료가 불가능해질 수 있는 것입니다. 변비는 많은 항문 질환의 원인이 될 수도 있고, 이러한 항문 질환 자체가 또다시 변비를 악화시키는 원인이 될 수 있기 때문에 항문 상태를 확인하는 것이 중요합니다.

병원에서 항문 검사를 하기 힘들어지는 이유는 의사가 항문을 보기 싫어서가 아닙니다. 대부분의 의사들은 항문 질환에 대한 경험이 적고, 항문을 검사할 수 있는 여러 시설이나 도구들을 갖추지 못한 상황이기 때문입니다. 항문외과는 항문을 일상적으로 보고 검사하기 때문에 항문 질환에 대한 경험이 많고, 항문을 볼 수 있는 시설이나 도구들을 갖추고 있습니다. 또한 배변 곤란으로 인한 항문 질환 (치질, 치열, 치루 등)에 대한 치료도 변비 치료와 함께 진행할 수 있기 때문에 변비와 항문 질환이 동반된 경우 환자분들에게 큰 도움이 될 수 있습니다.

항문 검사의 단계

항문외과에서 시행되는 검사는 보통 진료실 옆에 있는 처치실에서 바로 이루어지며 직장 수지 검사, 항문직장경, 초음파까지 진행하는 데 걸리는 시간은 5분이 채 안 됩니다. 항문은 변이 다니는 곳입니다. 손가락은 변보다 더 가느다랗습니다. 항문에 힘만 빼고 계시면 됩니다. 힘을 주면 더 불편해 집니다. 항문을 검사하는 기구들도 손가락만한 두께를 가지고 있기 때문에 검사가 많이 불편하지는 않습니다. 오히려 이런 검사에 대한 걱정 때문에 항문을 보지 못하면 어떤 이유로 변비가 발생하는지 확인하지 못하는 경우가 생길 수 있는 것입니다. 항문 검사는 다음과 같이 이루어집니다.

직장 수지 검사

손가락을 이용하여 항문과 직장의 말단부를 검사하게 됩니다. 이를 통해 항문이 좁은지, 치질·치열·치루 등이 있는지, 항문이 약한지, 너무 강하게 경직되어 있는지를 알 수 있으며, 항문의 수축 정도, 배변 시 밀어냄 세기 등을 확인하여 치골직장근 이완부전과 같은 기능성 질환들을 확인하고, 직장류·항문암·직장 말단의 직장암 등의 기질적 질환들을 한번에 진단할 수 있습니다. 그만큼 필수적인 검사입니다. 경험이 많은 항문외과 의사의 직장 수지 검사는 때로는 항문 직장경이나 초음파보다 정확할 수 있습니다. 다른 검사들은 이러한 직장 수지 검사에서 의심되는 병변들을 좀 더 명확하게 확인하고, 치료 후 변화를 위한 기록을 남기는 데에만 주로 활용될 정도입니다.

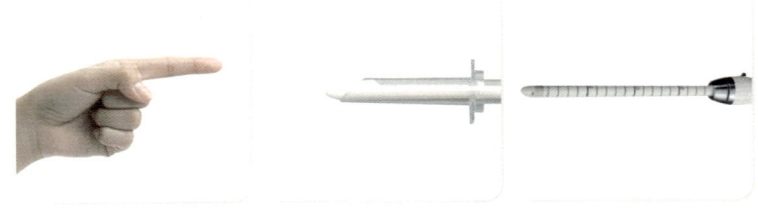

그림 3-1 항문 검사 도구들

항문직장경

항문직장경은 손가락보다 조금 더 굵은 기구(15-25mm)를 통해 항문관, 직장 말단 부위를 직접 눈으로 확인할 수 있게 해줍니다. 이런 항문직장경은 치질, 항문의 찢어짐, 고름의 배출, 직장의 염증, 출혈 여부 등을 직접 눈으로 확인하고 진단하기 위해 시행하며, 이를 통해 병변뿐만 아니라 중증도를 확인할 수 있습니다. 치료 전 환자 설명, 치료 후 경과 확인을 위해 시행하게 됩니다.

항문 초음파

항문 초음파는 항문과 직장을 360도로 확인하는 초음파 기기로 눈에 보이지 않는 피부와 점막 내부의 문제들을 확인할 수 있습니다. 괄약근이 손상되어 있는지 여부와 함께, 치루, 항문 주위 농양 등 염증성 병변을 확인할 수 있으며, 본원에서는 직장 내부에 젤을 넣은 후 배변하는 과정을 초음파로 촬영하는 배변 초음파를 시행하기도 합니다.

항문 질환과 배변 문제를 진단하는데 필수적인 검사입니다.

항문 압력 검사

항문 압력 검사를 통해 항문의 휴지기 압력, 수축 시 압력, 변을 밀어낼 때 항문이 잘 이완되는지, 직장의 감각이 민감한지 둔감한지 등을 확인할 수 있습니다. 그 결과를 바탕으로 항문의 협착 여부, 수술의 안전성과 수술 후 예후 예측, 배변 시 항문의 이완이 잘 되지 않는 치골직장근 이완부전 등의 문제, 직장 감각의 문제에 의한 변비를 진단할 수 있습니다. 특히 눈으로 보이는 구조적 문제가 아닌 일상적 배변 시 생기는 기능적인 문제에 대한 여러 정보를 제공해서 배변 곤란이 항문과 직장으로부터 기인하게 되는지를 확인하는 필수적이고 중요한 검사입니다.

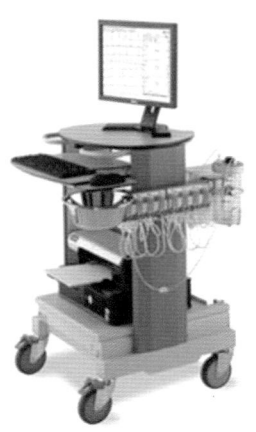

그림 3-2
항문의 자제, 배출 기능을
평가하는 항문 압력 검사 기기

대장·직장의 문제를 파악하는 추가 검사들

피 검사

변비 진단을 위해 피 검사를 해야 한다고? 네, 맞습니다. 위에서 보신 기질적 변비(특정 질환으로 인한 변비)에는 소화기계의 기능적 문제를 일으킬 수 있는 질환으로 인한 변비들이 있습니다. 당뇨병성 신경병증, 갑상선 기능저하증, 만성 신장질환 등의 질환은 장의 운동을 느리게 하여 서행성 변비를 일으킬 수 있으며, 피 검사로 갑상선 기능, 당뇨의 유무, 신장의 기능을 확인할 수 있습니다. 또한 장운동이 빨라서 생기는 변비(주로 복통 및 후중감)의 경우 염증성 장 질환, 음주 습관, 잘못된 식이 습관 등이 원인이 될 수 있는데 백혈구 검사, 간 수치 검사 등을 통해 이러한 문제들을 확인할 수 있습니다. 또, 숨겨진 대장암과 직장암의 경우 눈에 보이지 않는 장기간의 출혈로 인한 빈혈이 동반되어 있는 경우가 있을 수 있습니다. 피 검사를 통해 이러한 문제들을 확인하고 필요한 경우 추가적 검사나 치료를 시작해야 하는 것입니다. 갑상선 기능저하증이 있어 장운동이 느려지는 변비는 갑상선 기능을 정상화하는 약을 투여하는 것만으로 개선할 수 있습니다. 하지만 이런 환자에게 다른 검사 없이 변비약만 투여한다면 제대로 된 치료라고 할 수 없겠죠?

장의 운동 능력 검사, 대장 통과 시간 검사

대장 통과 시간 검사는 표지자(엑스레이에서 확인되는 작은 링들입니다.)를 3일간 복용한 후 복부 엑스레이 촬영을 하여 남아 있는 표지자가 몇 개인지, 대장의 어느 부분에 남아 있는지를 확인하는 검사입니다. 대장 내에 변이 얼마나 있는지, 가스의 양이 얼마나 있는지 등의 정보도 제공해 줍니다. 이를 통해 장이 느린 서행성 변비인지, 장이 빨라서 생기는 빠른 변비인지를 알 수 있으며, 가스·변의 양과 환자의 임상 증상을 비교하여 장이 민감한지 둔감한지 등도 알 수 있습니다.

이러한 검사는 이해하기 쉬운 객관적 자료를 환자에게 제공해 환자가 치료에 적극적으로 임할 수 있는 기반을 만들어 줍니다. 가령 빠른 변비 환자의 경우 항상 배가 아프고, 변을 봐도 항상 남아 있는 느낌 때문에 장이 느릴 것이라 생각하고 오지만, 실제로 장이 빠르고 장 내에 변이 없는 것을 확인해 주면 그제서야 본인의 변비 원인에 대해 이해하게 됩니다. 과민성 변비의 경우도 환자들은 항상 배에 가스가 많이 차서 숨쉬기조차 힘들다고 하지만, 복부 사진에서는 장운동이 정상이고, 가스의 양도 거의 없는 경우가 많습니다. 본인의 장이 민감하다는 것을 그때서야 이해하고 민감한 장을 자극할 수 있는 식습관을 피하고, 스트레스를 조절하기 위해 노력할 수 있게 되는 것입니다.

또한 치료의 효과를 확인할 수 있습니다. 식이섬유와 변비약 처방 후 대장 통과 시간 검사를 하면 식이섬유 섭취만으로 장의 움직임이 정상적으로 변하는지 알 수 있으며, 변비약 사용 후 현재 사용하는 약이 부족한지, 적절한지, 과한지 등의 정보를 파악할 수 있게 됩니다.

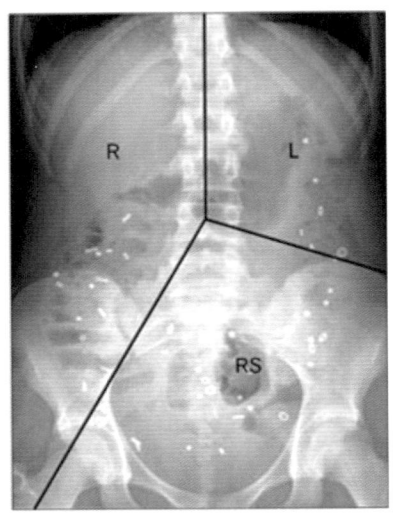

그림 3-3 대장의 운동 기능을 평가하는 대장 통과 시간 검사

대장 내시경

"네. 변비, 암만 아니면 됩니다." 죽을 병만 아니라면 변은 어떻게든 보고 관리할 수 있게 해드릴 수 있습니다. 대장암의 경우 대장에 용종이 자라서 발생하게 되며, 이러한 대장 용종, 대장암 생성 과정은 5년 이상 걸린다고 알려져 있습니다. 따라서 대장 내시경을 시행한 지 3년 이상 경과한 경우(대장은 굴곡이 많고 주름이 많아 발견되지 않는 용종이 있을 수 있으며, 빨리 자라는 용종이 있을 수 있어 3년 이상 경과했고, 배변 관련 증상이 있는 경우 저는 꼭 대장 내시경을 받으시라고 권고해 드리고 있습니다.), 변비가 갑자기 생기거나, 빠르게 악화되는 경우, 혈변 등이 동반되는 경우에는 변비 치료 전 대장 내시경을 필수적으로 시행해야 합니다.

대장 내시경은 대장암과 직장암을 진단하는 것뿐만 아니라 장의 염증을 진단하는 데도 중요합니다. 반복되는 설사, 복통, 후중감으로 인한 배변 곤란으로 궤양성 대장염, 크론씨병 등의 염증성 장 질환이 진단되는 경우도 점차 증가하고 있습니다. 이런 염증성 장 질환은 빈혈이나 여러 심각한 합병증(Mega Colon, 장의 협착, 장의 천공, 치루 등)을 동반할 수 있어 즉각적인 치료가 필요합니다.

항문의 근전도 검사 및 이를 이용한 바이오피드백 치료

항문의 근육 신호를 직접 모니터에서 눈이나 소리, 객관화된 수치로 확인할 수 있게 해주는 것이 바로 항문의 근전도 검사입니다. 이는 배변하는 과정에서 항문 수축과 이완이 충분히 이루어지는지 확인할 수 있게 해주며, 치골직장근 이완부전 등 이완이 잘 안 되는 기능성 문제가 동반되어 있는지를 보기 위해 시행합니다. 또한 이러한 근전도를 통해 환자의 배변 자세, 힘 주기 방향, 항문의 이완을 훈련하게 됩니다. 환자는 본인 항문의 수축과 이완 정도를 모니터를 보며 알 수 있기 때문에 재활 치료를 효과적으로 실행해 나갈 수 있습니다. 이러한 치료를 바이오피드백 치료라고 합니다.

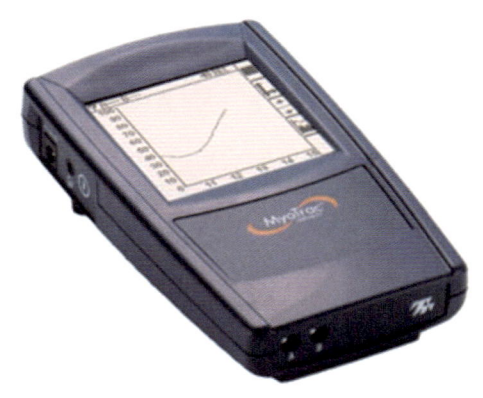

그림 3-4 항문 수축과 이완을 평가하는 항문 근전도 검사 기기

저희 병원의 변비 클리닉에서는 이런 검사들을 첫 진료와 다음 진료까지 두 차례에 걸쳐 모두 마무리하고 있습니다. (대장 내시경은 따로 날을 잡아야 합니다.)

기질적 변비는 기능성 변비와 달리 원인이 되는 질환이 명확히 존재하기 때문에, 단순히 식이 요법이나 생활 습관 개선만으로 해결되지 않는 경우가 많습니다. 따라서 기질적 변비가 의심되는 경우, 정확한 원인 진단을 위해 의학적 검사가 필요하며, 원인이 되는 질환을 치료하는 것이 중요합니다. 이러한 기질적 질환이 확인되지 않는 경우에는 변비 클리닉을 통해 치료를 시행하게 됩니다. 변비 클리닉에서는 기능성 변비에 대한 집중적인 문진을 통해 진단, 치료, 교육을 시

변비 어떻게 진단, 치료하나요?

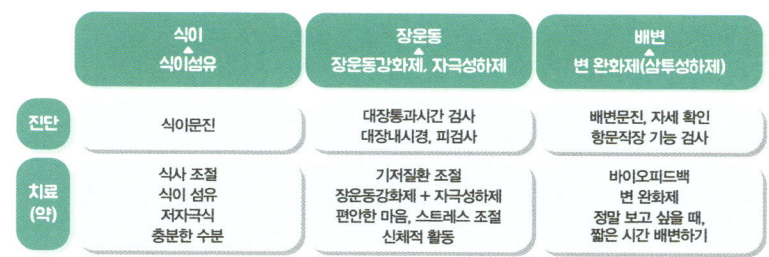

그림 3-5 변비의 진단과 치료

행하게 됩니다. 일상생활에서 오는 식이 습관, 장의 운동성, 신체 활동성, 배변하는 습관 등의 문제들에 대해 체계적인 문진을 시행하고 이를 교정합니다. 2계명에서 말씀드린 대로 변비는 낫는 병이 아닙니다. 본인이 변비가 발생한 기능적인 원인들을 찾아 이를 해결하기 위해 노력해야 하며, 이런 노력으로 부족한 부분은 오래 써도 안전한 약으로 조절하며 채워가는 것이죠. 그럼 이런 관리에 가장 중요한 점은 무엇일까요? 바로 변비인이 된 원인일 것입니다. 기질적 원인 뿐만아니라 내 일상에서 벌어지고 있는 기능적인 원인을 찾는 것이죠. 원인을 알아야 이를 고치기 위해 노력이라도 할 것 아닙니까.

변비인이여, 이제 변비를 치료하기 위해 어떤 검사와 과정을 거치는지 알게 되셨을 겁니다. 이러한 검사는 생각보다 힘들지 않으며 1-2회 안에 모두 마무리 됩니다. 게다가 대부분의 검사는 보험이 되어 급여로 가능합니다. 막연한 걱정 때문에 적절한 진단과 치료를 늦

추지 마시고, 이 책을 읽은 후에도 변비 해결이 어려우시다면 꼭 병원을 찾아 주세요.

이제 다음 장부터는 본격적으로 주요한 변비 타입들과 관련된 식이, 장, 배변의 문제들에 대해 알아보겠습니다. 자, 이제 여러분 혹은 친지들에게 변비가 생긴 원인과 어떻게 치료해야 하는지를 배우게 되실 겁니다.

4계명

변은 먹는 만큼 나옵니다
(저식이 변비)

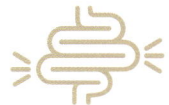

1주일 동안 물만 먹고 살면, 변을 볼 수 있을까요?

변이 없는데 변이 나올 수 있을까요?

네, 그렇습니다. 안 먹는데 변이 나올 수는 없습니다. 변은 먹는 만큼 나옵니다. 이제 가장 흔한 타입의 변비죠? 가장 흔한 첫 번째 유형 (기능성 변비)인 저식이 변비에 대해 알아보겠습니다.

변비는 먹는 것, 장의 운동, 항문의 배출 문제로 발생하게 됩니다. 이중 가장 중요한 것은 뭐니 뭐니 해도 먹는 것이겠죠. 인간의 생존을 위해 가장 기본적으로 필요한 것이 바로 먹는 것이니까요. 식생활은 사회적으로, 경제적으로, 연령대에 따라서도 계속 변화합니다. 경제적으로 궁핍한 경우 균형 잡힌 식사를 하기 힘들 것이고, 혼자 바쁘게 살아가는 현대인들은 제때 끼니를 때우지 못하는 경우도 많지요. 학생들은 학교와 학원에서 바쁘게 지내며 편의점에서 삼각김밥이나 빵으로 끼니를 때우는 경우가 많을 것이며, 젊은 여성들은 다이어트를 하기도 합니다. 고령의 독거노인분들은 잘 차려 먹지 못하는 경우가 많고, 입원이나 이빨 치료 등의 이유로 잘 못 먹는 경우가 발생하기도 합니다. "아, 나 변 잘 봤는데 갑자기 며칠 전부터 변이 안 나와" 하는 분들은 많은 경우 어떤 이벤트로 인해 그때부터 잘 먹지 못하며 변비가 악화된 경우가 흔합니다. "내가 식사량이 좀 적은 편인 것 같긴 해" 하는 변비인들은 이제부터 집중해 보세요.

저식이 변비의 원인 - 변이 있어야 나옵니다

아주 간단한 원리입니다. 들어오는 만큼 나온다! I/O가 맞아야 한다는 것이죠. 식사량이 적으면 변도 적게 생기겠지요? 대장은 1m가 넘는 긴 장기입니다. 대장 안에 이 작은 변들이 쌓여서 나오려면 걸리겠습니까? 2-3일 혹은 1주일에 한 번. 거의 먹지 않는 사람들의 경우 거의 한 달에 한 번 변을 보게 되는 것입니다. 제가 지금까지 10년 가량 변비인들을 보며 한 달에 변을 한 번 보는 환자를 두 번 만났습니다. 그 중 한 명은 10대 후반의 젊은 환우였습니다. 그분의 식사량이 어떻게 되는지 확인해 보니 제대로 된 식사는 거의 하지 않고 매일 과자와 빵 부스러기 정도만 먹고 계시더군요. 이 분의 식사량을 정상화하고 식이섬유 섭취를 늘려 변의 양을 늘렸더니 장은 정상적으로 잘 움직이며 배변도 2-3일에 한 번으로 돌아오게 되었습니다. 얼마나 먹느냐. 그것이 문제겠죠?

"환자분은 식사량을 늘리시는 것이 좋습니다"라고 제가 이야기하면 많은 경우 환자는 "저 많이 먹어요"라고 대답합니다. 사실 본인의 식사량은 본인이 소화할 수 있는 능력에 따라 결정됩니다. 소화 능력이 약한 사람, 쉽게 포만감을 느끼는 사람들은 본인이 많이 먹는다고 생각하지만, 남들이 보기에는 식사량이 많지 않은 경우가 더러 있습니다(제가 그렇습니다.). 이런 경우 변을 늘리는 식이섬유를 추가로 보충해야 하는 경우도 있습니다.

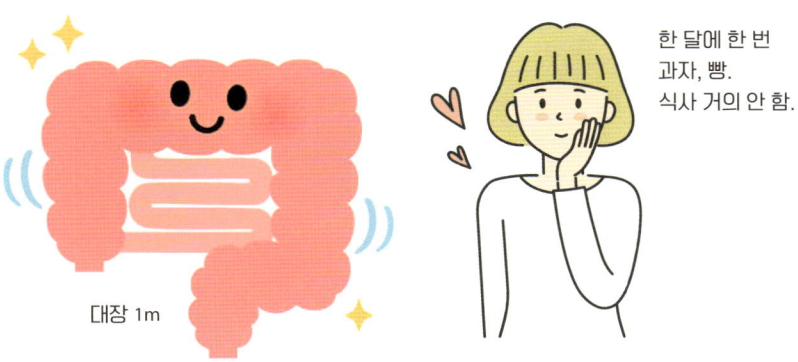

그림 4-1 변이 있어야 장이 움직입니다

우리 장은 몇 가지 기전으로 운동하여 변을 이동시키고 배출하게 됩니다. 장 고유의 신경계를 통해 자율적인 움직임을 갖고, 교감·부교감 신경의 영향으로 편안한 상태에서 운동성이 좋아지며, 세로토닌과 관련된 장의 반사 작용으로 움직임을 만듭니다. 장의 반사 작용은 바로 장의 늘어남에 대한 반응입니다. 변이 있어야 장이 움직이게 되는 것입니다. 식사량이 적으면 변이 없고, 변이 없으면 장은 할 일이 없어 안 움직이게 되며, 장내에 남아 있는 변은 오랜 기간 장내에서 물을 빼앗기다가 점차 단단해지는 것입니다. 그래서 배변이 힘들고, 항문이 찢어지는 변비로 고생하게 되는 것입니다.

반대로 식이섬유를 충분히 섭취하여 변이 많아지면 장은 할 일이 생겨 빠르게 움직이고, 물이 흡수될 틈도 없이 부드러운 상태로 항문에 도달하여 편한 배변을 할 수 있게 해줍니다.

무엇을 먹는지가 중요하다

"저는 많이 먹는데요?" 많이 먹는 것도 중요하지만 뭘 먹는지가 더 중요합니다. 밥, 빵, 면, 고기 등은 우리 몸의 소화 과정에서 모두 분해되고 흡수되기 때문에 변을 만들지 않습니다. 이를 저잔사식(低殘渣食)이라고 합니다. 장내에 변으로 남지 않고 다 녹아서 흡수되는 것이죠. 1주일 동안 흰죽만 먹으면 똥이 나올까요? 나오지 않을 겁니다. 만들어지는 변이 거의 없기 때문입니다.

그래서 야채, 과일 등 식이섬유가 풍부한 음식을 먹는 것이 중요합니다. 식이섬유는 소화되지 않아 장내에 남아서 변을 형성하고, 발효되며 장 건강에 도움을 주는 물질입니다. 쉽게 상상해 보자면 식물의 뿌리, 줄기, 이파리 등 잘 소화되지 않을 것 같은 것들이 장에 남아 변을 형성하는 것입니다. 이런 식이섬유는 장내에서 직접 변을 형성하기도 하지만, 점성의 수분을 머금어 변을 부드럽게 만들어주고, 장내 삼투압 조절을 통해 물을 끌어들여 변을 더 촉촉하게 만들 수 있습니다. 변을 형성하는 성분을 보면 대변의 70-80%는 물이며, 실제로 변을 구성하는 요소 중 가장 많은 비율을 차지하는 성분이 바로 식이섬유입니다(변 형성의 1/3).

그래서 뭘 먹는지가 중요한 것입니다. 매일 흰 쌀밥, 김, 스팸, 고기반찬, 계란프라이만 먹고, 물 말아 먹거나 국물만 좀 떠먹는다면 변은 거의 없겠죠? 저식이 변비가 발생할 수밖에 없을 것입니다. "저는 야채 위주로 먹어요." NO, NO! 아닙니다. 야채를 많이 먹는 것이 중요합니다. 야채 위주로만 적게 먹는다고 변이 많아지지는 않을 테니까요.

저식이 변비의 임상적 특성

보통 저식이 변비는 다음과 같은 임상적 특징을 보입니다.

"잘 먹으면 좀 낫긴 한데요" "입원한 후에 심해졌어요" 등 저식이와 관련된 변비의 악화. 보통 2-3일에 한 차례 배변하는 경우(거의 먹지 않는다면 1-2주에 한 번도 가능합니다), 첫 변이 type 1-3정도로 단단하고, 배변 시 첫 변이 걸리는 느낌 때문에 힘을 많이 주게 됩니다. 항문

Type 1	•••••	견과류처럼 분리된 단단한 덩어리들 (배변이 어려움)
Type 2	▬▬▬	소세지 모양이지만 단단함
Type 3	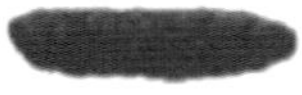 ▬▬▬	소세지 같지만 표면에 금이 있음
Type 4	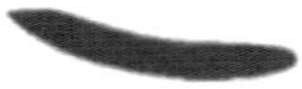 ～～	소세지 또는 뱀 같고, 매끄러우며 부드러움
Type 5	▪ ▪ ▪	윤곽이 뚜렷한 가장자리의 부드러운 방울들 (배변이 쉬움)
Type 6	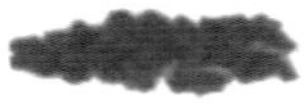 ≈≈	고르지 못한 가장자리의 솜털 (거품) 같은 조각들, 끈적이는 대변
Type 7	～	고르지 못한 가장자리의 솜털 (거품) 같은 조각들, 끈적이는 대변

그림 4-2 브리스톨 스툴 차트(Bristol Stool Chart)

의 찢어짐, 배변 시 출혈, 통증으로 처음 병원에 내원하는 경우가 많습니다.

식이섬유를 처방하면 변이 부드러워지며 배변이 편해집니다.

저식이섬유로 생각되었지만 아닐 수도 있습니다. 변비가 생겼는데 안 먹어서 그렇겠지, 하고 쉽게 넘어가시면 안 됩니다. 꼭 생각하셔야 할 주의사항들이 있습니다.

변비는 암만 아니면 괜찮습니다. 다른 여러 원인으로 먹지 못하게 되는 경우도 있습니다. 가령 위궤양, 심한 위염으로 인한 소화불량이 심해서 못 드시는 경우도 많고, 대장암으로 인한 장 폐색이 발생하는 경우 복부의 불편감으로 못 먹기 시작하는 경우도 있습니다. 또한 몸의 여러 대사적인 변화도 함께 동반될 수 있으니 갑작스런 변비가 시작 되었을 때는, 특히 내시경을 한 지 2년이 경과하셨다면 꼭 병원에서 기초적인 검사와 내시경을 시행해 보는 것을 추천해 드립니다.

서행성 변비는 식이섬유 섭취로 증상이 악화될 수 있으며, 정확한 진단과 약물 치료가 필요합니다. 증상이 심해지면 병원 방문이 필수적입니다. 서행성 변비에 대해서는 6계명에서 자세히 다루도록 하겠습니다.

저식이 변비에서 식이섬유나 변을 묽게 만드는 음식을 과하게 섭취하면 빠른 변비로 악화될 수 있습니다. 빠른 변비는 묽은 변과 불완전한 배변감으로 나타납니다. 과한 섭취 여부를 점검하는 법에 대한 자세한 내용은 5계명 빠른 변비 편에서 확인하세요.

식이섬유 구매 시 차전자피(車前子皮) 단일 성분 제품을 선택하세요. 알로에 등 자극성 하제가 포함된 제품은 장기간 사용 시 문제가 될 수 있습니다. 자세한 내용은 9계명 변비약 오남용 편에서 확인하세요.

그럼 이제 가장 중요한 단계가 남아 있네요. 변비인은 어떤 음식을 먹어야 하나? 식이섬유에 대해서는 5계명 빠른 변비, 8계명 과민성 변비에 대해 알아본 후 식이섬유 편에서 자세히 설명해 드리도록 하겠습니다.

GOOD

	과일류	블루베리(건자두), 키위, 건대추, 밀감, 수박, 배, 무화과, 건포도 등 (다양한 과일 섭취는 가스 형성 가능, 과일 껍질은 좋은 배변 효과 및 가스 형성이 적은 편)
	해조류	미역, 다시마, 김, 한천, 톳 등(미역, 다시마는 식이섬유 함량이 가장 높은 편)
	종실류	참깨, 땅콩, 호두, 등
	두류	콩, 팥, 완두콩, 청국장, 비지, 콩가루 등
	곡류	보리, 현미, 율무 등 (들깨, 강낭콩, 보리에 가장 많이 함유)
	채소류	배추, 무청, 시금치, 무말랭이, 상추, 우엉, 옥수수, 당근, 고추 등 (좋은 배변 효과를 보이고 가스 형성이 적음)

bad

	인스턴트, 다량의 육류 위주 식사	식이섬유 섭취 저하로 변비 악화
	자극적이거나 밀가루 음식	마늘, 양파, 파스타 등 (배변효과 적고, 가스 형성을 주로 일으킴)
	탄닌이 많이 함유된 덜 익은 과일	감, 바나나, 석류, 포도 등 (장의 탈수를 일으켜 변비 유발)
	카페인이 포함된 음료, 알코올	신경자극, 탈수를 일으켜 변비 유발

그림 4-3 음식과 배변

> 5계명

변이 묽을수록
배변이 어려워집니다
(빠른 변비)

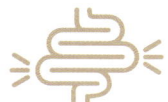

"장이 빠른데 변비라고?" "변이 묽은데 변비라고?" 이상하지 않습니까? 묽은 변은 설사와 같이 사르르한 복통, 배변 후에도 시원하지 않은 느낌을 만들어 계속되는 힘 주기, 배변 곤란을 만듭니다. 기억하세요! 변은 묽을수록 보기가 힘듭니다. 변을 좋게 만들어야 합니다. 변을 묽게 만드는 여러 음식(특히 포드맵)에 대해서도 알아야 합니다. 뒤에서 포드맵 음식에 대해서 자세하게 알려드리겠습니다.

변비인데 빠르다? 빠른 변비란?

변비 1계명 기억하시죠? 편한 배변에 중요한 것은 좋은 변입니다. 변비는 변이 단단한 게 아니라 변 보기가 힘든 것입니다. 변이 단단해서 배출하기 힘든 것만이 변비가 아닙니다. 변비의 정의를 보면 하복부 불쾌감과 잔변감이 있고 이로 인한 배변 곤란이 지속되는 경우를 가리킵니다. 장이 빠르고, 이로 인해 변이 묽은 경우 이와 동반된 복통(사르르한 통증, 때로는 경련하듯 꼬이는 듯한 통증)과 배변 후에도 시원하지 않아 힘을 주게 되는 변비를 저는 빠른 변비라고 칭하고 있습니다. 빠른 변비는 변화하는 식생활과 생활 습관 변화로 인해 점차 증가하는 추세를 보이고 있고, 병원에 오는 배변 곤란 환자의 거의 절반 가까이를 차지할 정도로 많아지고 있습니다. 이런 빠른 변비는 단지 배변 곤란으로 인한 삶의 질 저하뿐만 아니라, 다른 변비 타입인 과민성, 강박성 변비와도 연관됩니다. 또한, 힘을 심하게 주게 되기 때문에 항문 질환의 주원인으로 부상하고 있습니다. 변이 묽어도 변을 보기 힘듭니다. 빠른 변비라는 개념, 꼭 기억하셔야 합니다.

빠른 변비의 임상 양상

환자분들은 보통 다음과 같은 증상으로 내원하게 됩니다.

> 환자 - "변비가 심해요. 항문이 막힌 것 같아요. 힘을 엄청 줘야 해요. 짜내듯이 변을 봐요."

의사 - "변을 며칠에 한 번 보세요?"

환자 - "변은 하루에 두세 번 정도 봐요. "

의사 - "변 상태는 어떤가요?"

환자 - "가늘고 찐득하고 좀 풀어지는 것 같아요."

의사 - "시간은 얼마나 걸리나요?"

환자 - "5-10분 정도 걸려요. 심한 날은 20분씩 걸리는 경우도 있어요."

"변이 묽은데 왜 이렇게 힘을 줄까요?" – 이렇게 물어보면 환자분들도 당황하는 경우가 많습니다. '어? 그러고 보니 변이 단단하지도 않은데 왜 이렇게 힘을 줬지?'

의사 - "첫 변이 느린가요? 아니면 변을 처음에는 잘 봤는데 남은 느낌이 있어서?"

환자 - "네, 맞아요. 여전히 배가 아프고, 변이 남은 느낌이 있어서 힘을 더 주는 것 같아요. 변을 보고 10분 정도 있으면 또 변을 보러 가야 해서 그냥 있기도 해요."

빠른 변비가 발생하는 기전

빠른 장에 의한 복통

자, 그럼 왜 빠른 변비가 생기는지 알아보겠습니다. 설사할 때 배가 아프시죠? 묽은 변과 복통은 동반될 수밖에 없습니다. 부드럽고 큰 변과 달리 묽은 변을 이동시키기 위해서는 장이 더 강하게 짜야만 하는 것이고, 빠른 장에 의해 변의 대장 통과 시간이 짧아지게 되면 물이 흡수될 틈도 없이 묽게 나오게 되는 것입니다.

우리 장은 내시경을 하며 용종을 자르고, 지혈을 위해 전기소작(電氣燒灼)을 해도 통증을 느끼지 않습니다. 장이 통증을 느낄 때는 늘어날 때 혹은 경련할 때입니다. 너무 빠르게 움직이거나, 너무 느려서 가스나 변 등으로 많이 늘어날 때 통증을 느끼게 되는 것이죠. 그래서 복통약은 단순 진통제가 아닌 장을 빠르게(장운동 항진제) 혹은 느리게(장근육 이완제) 만드는 약인 것입니다. 자극적인 음식이나 선천적 요인이나 혹은 스트레스 등으로 빨라진 장은 배변과 연관하여 경련성 움직임을 보이게 됩니다. 이런 경련성 움직임으로 설사할 것 같은 통증을 느끼게 되는 것입니다.

묽은 변에 의한 후중감(시원하지 않은 느낌)

우리가 생각하는 것과 달리 변을 저장하는 곳은 직장이 아닌 에스자 결장입니다. 에스자 결장에 저장된 변이 차면 이는 직장으로 내려오게 되며, 직장에 변이 들어와서 차면 바로 배변 과정이 시작되어 변을 배출하기 때문입니다. 직장은 매우 민감한 장기이기 때문에 소량의 자극적인 변도 심한 잔변감을 만들어 낼 수 있습니다. 보통 배변한 후 직장경을 확인하면 변이 좋은 경우 남은 변은 거의 없게 됩니다. 하지만 묽은 변의 경우 직장 내에 남아 계속해서 직장 벽을 자극하게 됩니다. 남아 있어서 시원하지 않은 느낌, "후중감"을 느끼게 하는 것이죠. 이런 묽고 찐득한 소량의 잔변은 배출하기가 매우 힘듭니다. 힘을 많이 줘도 잘 나오지 않고 짜내듯이 엄청나게 힘을 주게 되는 경우가 생기는 것입니다.

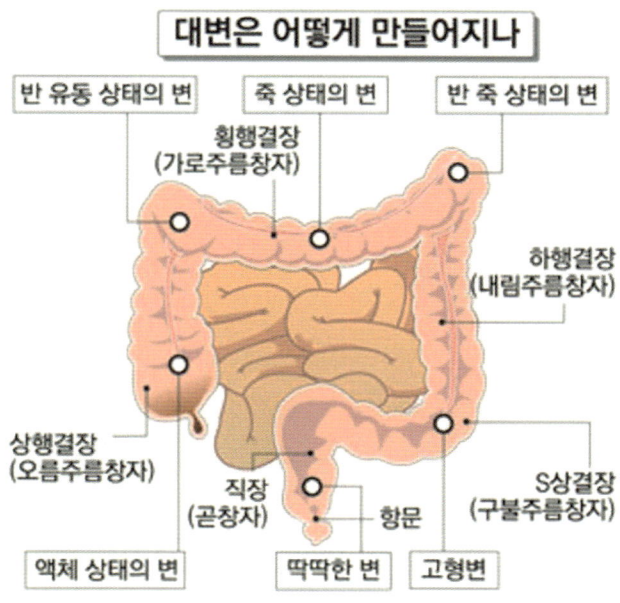

그림 5-1 대변 형성 과정

변이 묽을수록 배변이 어려워집니다 (빠른 변비)

정리하자면 변이 묽은 사람들은 사르르한 복통이 해소되지 않아 배변 후에도 일어나기가 힘들고, 변이 묽은 경우 배변 후에도 묽은 변이 직장 벽에 묻어 계속 잔변감을 만들게 되어 힘을 주게 됩니다.

빠른 변비의 악순환

빠른 변비에 대한 개념이 없는 대부분의 환자는 이렇게 변을 보기가 힘들어지면 어떻게 할까요? 왜 이렇게 불편하지? 변 보기가 어렵지? 변을 잘 볼 수 있는 방법이 있을까? 이런 생각을 하면서 유산균, 우유, 요구르트, 식이섬유가 포함된 음식, 심한 경우 알로에 같은 자극성 하제가 함유된 건강 보조 식품이나 약국에서 쉽게 구할 수 있는 자극성 하제까지 먹게 되지요. 이러한 변에 좋다는 식품, 건강 보조 식품은 대부분 변을 묽게 만드는 것이고, 복용 후 변은 더 "묽어지게" 됩니다. 그럼 내가 불편했던 증상은 어떻게 될까요? 더 "악화"될 수밖에 없습니다. 이것이 빠른 변비의 악순환입니다.

사람들이 가장 흔하게 착각하는 것이 이 점입니다. 변을 잘 보기 위해서 변을 묽게 만들어야 한다고 생각하는 것입니다. 하지만 변은 묽을수록 보기 힘들어집니다. 오히려 장을 더 느리게 하여 정상화하고, 변을 뭉쳐지게 하면 배변이 훨씬 편해질 것입니다.

무른변의 악순환

무른 변과 잔변감, 힘주기
▼
직장부종, 궤양
▼
잔변감 심해짐

그림 5-2 무른 변의 악순환

치료는? 단순합니다. 변을 묽게 하는 것을 멈추세요!

변을 묽게 하는 것을 멈추는 것만으로 환자는 좋아지게 됩니다. 변을 묽게 만드는 음식을 줄여야 합니다. 매운 것, 기름진 것, 우유, 요구르트, 밀크 커피, 라떼, 산양유, 그 외 다른 유제품도 피하는 게 좋습니다. 운동을 좋아하는 분들은 단백질 음료를, 이빨이 안 좋은 어르신들은 유동식을 많이 드시면 변비에는 더 안 좋을 수 있습니다. 그 외 각종 밀가루 음식, 탄산음료 그리고 유산균도 섭취를 줄이는 걸 추천합니다.

포드맵 음식이라고 하지요? 포드맵 성분이 많은 밀가루 잡곡류보다는 쌀이 낫습니다. 유제품도 말씀드렸고, 유산균이 변을 묽게 할 수 있다고 했는데요. 유산균의 먹이로 알려진 프리바이오틱스는 프럭토올리고당이라고 하는 합성 식이섬유로 포드맵의 특징인 수분 저류(변을 묽게 하고)를 일으키고, 가스가 많이 차게 할 수 있어 배가 불편할 때는 안 드시는 것이 좋습니다.

콩이나 두유에도 이런 포드맵 성분이 많아 변을 묽게 할 수 있으니 줄이는 것이 좋습니다. 이 외에도 운동하며 먹는 단백질 음료나 어르신들이 식사 대용으로 먹는 유동식들도 변을 묽게 할 수 있습니다.

사과, 배, 복숭아는 포드맵 성분이 많아 불편할 수 있으니 바나나, 키위, 포도 등으로 바꿔서 드시는 것이 좋으며 식이섬유가 좋다고 마늘, 양파, 양배추를 많이 먹으면 가스가 차고 변비가 묽어져서 오히려 배가 불편해질 수 있다는 점을 잊지 마세요.

이 외에도 커피, 인스턴트 음식, 튀긴 음식, 기름진 육류 등도 안 좋은 영향을 줄 수 있습니다.

식이섬유라고 다 좋은 것이 아닙니다. 포드맵을 꼭 알고 있어야 합니다. "식이섬유=야채"가 아닙니다. 식이섬유는 분해와 흡수가 되지 않아 장에 남는 물질들을 통칭하며, 이중에는 변을 늘리는데 도움이 되는 것들도 있지만 삼투작용으로 인해 과하게 물을 끌어들여 변을 묽게 하고, 가스를 많이 형성하게 되는 식이섬유들이 있습니다. 이런 성분들을 포드맵이라고 합니다.

포드맵(Fermentable Oligosaccharides, Disaccharides, Monosaccharides, And Polyols, FODMAP)은 쉽게 소화되지 않고 대장으로 이동하여 발효되는 올리고당, 이당류, 단당류 그리고 폴리올을 지칭하는 용어입니다. 발효는 유산균에 의해 이루어지며 우리에게 유리한 여러 좋은 물질을 만들고, 유산균이 살아가는 에너지를 얻게 되는 아주 중요한 과정입니다. 하지만 이 과정에서 가스 등의 부산물이 생기고, 이런 포드맵 성분의 수분 저류 작용으로 인해 설사, 복통, 가스 팽만 등의 부작용을 만들어 낼 수 있는 것입니다.

변비를 줄이기 위해서는 식이섬유를 충분히 먹어야 하지만 포드맵 성분이 많은 식이섬유를 섭취하게 되는 경우 오히려 묽은 변, 가스 팽만, 복부 불편감이 심해질 수 있습니다. 특히 장의 민감함이 동반된 경우 증상은 더 심해지게 됩니다. 따라서 적절한 식이섬유를 섭취하되, 내가 먹어서 불편한 것들은 피해야 합니다. 변이 묽고 배가 불편해 배변 곤란이 생긴다면, 어떤 것이 나를 불편하게 하는지를 알아야겠죠?

식사 조절이 가장 중요합니다.

불편한 음식 피하기,
포드맵 관련 음식 줄이기

포드맵(FODMAP)이 뭔가요?
소장에서 흡수되지 않고 대장에서 수분 배출, 가스 형성, 불편감 유발

LOW-권장식품	포드맵	제한식품-HIGH
쌀밥, 감자, 쌀국수	곡류	잡곡류, 보리, 호밀
완두콩, 두부	콩류	강낭콩, 구운콩, 콩물
유당제거 우유 (lacto free)	유제품	우유, 치즈, 요플레, 아이스크림
바나나, 블루베리, 포도, 키위, 멜론, 딸기, 오렌지, 토마토	과일류	사과, 배, 복숭아, 농축과일주스, 과일통조림, 말린 과일
가지, 호박, 시금치, 죽순, 당근, 샐러리	채소류	아스파라거스, 양배추, 마늘, 양파, 브로콜리
메이플시럽, 샤베트, 각종 기름류, 설탕	기타	커피, 차류, 탄산음료, 각종 '이'로 끝나는 인공 감미료 (자일리톨, 솔비톨)

그림 5-3 **포드맵 관련 음식**

그럼 잡곡 먹으면 안 되나요? 우유 안 먹으면 안 되는데.

안 된다가 아닙니다. 포드맵 성분은 "쉽게 발효", 즉 유산균이 적극적으로 발효할 수 있는 식이섬유인 것이고, 이런 발효 과정은 우리에게 좋은 물질을 만들어 줄 수 있습니다. 하지만 이 반작용으로 수분 저류로 인한 설사, 복통, 가스 팽만을 악화시킬 수 있는 것이죠. "나쁜 것이 아니고 과한 경우 불편할 수 있다"가 맞는 개념입니다. 적절하게 불편함이 없을 정도로 먹는다면 큰 문제는 없는 것입니다.

우유도 그렇습니다. 성인의 70-80%는 우유의 유당 성분을 흡수하지 못하는 유당불내성을 갖습니다. 이 경우 우유를 먹으면 유당을 흡수하지 못하고, 이는 장내에 남아서 장 안의 삼투압을 높여 수분 저류(장 밖에 있는 물을 삼투압 차이로 장내로 끌고 들어옴)를 일으켜 변이 묽어지게 됩니다. 흡수되지 않고 다량으로 대장 내로 이동한 유당들은 유산균들의 먹이(발효)가 되며 가스를 만들어 배가 불편하게 됩니다. 하지만 유당불내성이 있더라도 적정량 (보통 200cc 이하) 정도에서는 큰 불편을 느끼지 않을 수도 있는 것입니다. 내가 우유를 좋아하고 적절히 먹었을 때 불편을 느끼지 않는다면 굳이 피할 필요는 없다는 것입니다.

하지만 먹어서 불편하다는 것을 알았는데 굳이 먹어야 할 이유는 없겠죠? 매운 걸 먹어서 배가 아프고 설사하는 사람이 매운 걸 계속 먹으면서 약을 드시는 게 나을까요? 아니면 매운 걸 끊는 것이 나을까요? 네, 약을 쓰는 것은 치료가 아닙니다. 진짜 치료는 바로 나를 불편하게 만드는 것을 안 하는 것입니다.

빠른 변비의 약물 치료

물론 빠른 변비에도 약은 있습니다. 게다가 아주 효과적이에요. 평생 먹어도 대부분 안전한 약입니다. 가장 많이 사용하는 약은 식이섬유 약제인 칼슘 카보필 제제로, 칼슘으로 만들어진 식이섬유입니다. 칼슘 카보필은 변을 만드는 핵으로 작용하고, 주위의 수분을 흡수해 부피를 늘려주는 변비 완화제로 많이 사용됩니다. "변비약"이라는 것이죠. 변을 많아지게 하고 풀어지지 않고 뭉쳐지게 하기 때문에 변비도 잘 생기지 않고, 변이 묽게 풀어지는 것을 막아 변의 질을 좋게 합니다. 식이조절과 병행하는 경우 배도 많이 편해지고 시원한 느낌도 들게 됩니다. 전문의약품이기 때문에 시중에서 구할 수는 없습니다. 병원에 내원하셔서 진료를 마친 후 처방받을 수 있습니다. 칼슘이 포함된 약이기 때문에 고칼슘혈증 환자 또는 신장 질환, 신장 결석 등의 문제가 있는 환자분들은 복용하면 안 됩니다. 간혹 변이 커지고 단단해지는 경우가 있으나 복용 시 물을 충분히 마시면 이런 불편감은 해결할 수 있습니다.

이 외에도 장운동을 조절하는 장 이완제들을 사용하게 됩니다. 장이 움직인다는 것은 수축하는 것이기 때문에 이러한 장 이완제들은 장을 조금 느리게 하는 것이죠. 장 이완제도 여러 종류가 있으며 환자의 증상에 맞추어 약한 것부터 강한 것까지 조절할 수 있도록 병원에서 도와드립니다.

치료라는 것이 그렇습니다. 약을 한 달 먹어서 평생 변을 잘 보게 하는 약이 있을까요? 낫게 하는 약은 거의 없습니다. 단지 조절하게 도와줄 뿐이죠. 매운 것을 먹으며 장운동을 조절하는 약을 쓰는 것보다는 환자가 매운 것을 끊을 수 있도록 교육하는 것이 중요한 것입니다. 알고도 불편감을 각오하고 먹는 것과 모르고 먹으며 계속 불편해하는 것은 완전히 다른 것입니다.

물론 식이 습관과 생활 습관을 혼자서 조절해 나가는 것이 가장 힘든 일이 되겠죠. 혼자 사시는 분들, 일터에서 제공되는 식사가 자극적인 분들, 제대로 끼니를 챙겨 먹기 힘든 분들. 요즘은 좋은 식사를 챙겨 먹기가 정말 어려운 세상이 된 것 같습니다. 그만큼 여러 배변 장애가 생기기 쉬운 세상을 살아가고 있는 것이죠. 완전히 조절하지는 못하더라도 적어도 나의 불편감이 무엇으로 인한 것인지 이해하고, 삶의 질을 떨어뜨리지 않는 한에서 불편할 때 복용할 수 있는 약을 처방 받아, 환자가 혼자서 조절해서 먹을 수 있도록 하는 것이 의사의 역할이라고 생각합니다. 마치 두통·생리통이 있을 때 혼자서 진통제를 사서 조절해 먹는 것과 동일합니다.

빠른 변비의 진단과 치료에 대한 주의사항

직장의 염증이나 대장·직장의 암

"변비, 암만 아니면 됩니다." 빠른 변비의 주증상인 후중감과 복통을 동일하게 보일 수 있는 질환들이 많이 있습니다. 장의 운동성에 영향을 줄 수 있는 갑상선 항진증과 같은 대사성 질환들이 있으니 확인해야 합니다.

대장의 암이 심해져서 장을 막을 정도가 되면 장내에 변이 쌓이며 장이 늘어나게 되고, 장은 이를 빨리 배출하고 싶어 강한 경련성 움직임을 보이게 됩니다. 하지만 대장의 암으로 변이 내려오는 길이 좁아지면 묽고 가는 변만 나오게 됩니다. 또한 배출되지 않은 다량의 변은 계속 복부 불편감, 후중감을 느끼게 만들 수 있습니다. 직장·항문의 암은 그 자체로 직장을 자극하여 계속적인 배변감을 만들 수도 있습니다. 따라서, 이 책을 읽으시고 나는 변이 묽고 가늘며 배가 아프고 후중감이 있으니 빠른 변비일 뿐이라고 생각하고 제대로 된 검사 및 치료를 받지 않으면 큰 문제가 될 수 있습니다. 모든 기능성 변비를 진단하기 위해서는 암과 같은 기질성 질환이 있는지를 먼저 확인해야 하기 때문입니다.

대장과 직장에 염증이 생기는 질환이 있습니다. 염증성 장 질환이라고 하며, 요즘 티브이에도 자주 나오는 궤양성 대장염, 크론병 등이 대표적인 염증성 장 질환입니다. 우리 몸의 면역 세포가 장을 공격하여 대장과 직장에 염증이 발생하는 병으로 그 원인은 명확하게 밝히기 힘듭니다. 염증으로 민감해진 장에 복통, 설사, 점액변, 심하면 혈변이 발생하며, 더 악화되는 경우 장의 협착, 천공, 거대 결장증 등 생명을 위협하고 수술이 필요한 합병증을 만들어 내기도 합니다. 특히 궤양성 대장염의 경우 이런 빠른 변비와 동일하게 계속된 설사, 복통, 민감해진 직장으로 인한 후중감을 호소하게 되는데, 혈변이 없는 경우도 흔하기 때문에 증상만으로는 빠른 변비와 구분하기 힘들 수 있습니다. 장기간 치료하지 않고 방치하는 경우 병의 악화로 인한 다른 문제들을 만들 수 있기 때문에 빠른 변비라고 단정 짓지 말고 꼭 병원에서 다른 문제가 있는지를 확인해야 하는 것입니다.

빠른 변비와 동반된 강박성 변비 · 과민성 변비

처음에는 빠른 변비로 변이 묽어지며 사르르한 복통과 후중감으로 시작된 변비 증상은 배변 강박 심해지는 복부의 불편감으로 인한 과민성 변비가 더해지며, 결과적으로 삶의 질을 떨어뜨릴 수 있습니다.

빠른 변비+강박성 변비: 자동차 전용도로를 타고 출근하는 길에 급똥을 경험해 본 적 누구나 있으시죠? 광역버스를 타고 꽉 막힌 길을 엉금엉금 나아가고 있는 그때 나를 엄습한 급똥. 아시죠? 이런 일을 한두 번 겪고, 찔끔 변 실수라도 해 본 분들은 묽은 변과 복통에 대한 공포가 생길 수 있습니다. 행여나 출근 전 사르르한 복통이 생긴다면 이런 경험이 있는 분들은 진짜 급한 상황이 아니더라도 출근 전에 배변을 먼저 시도합니다. 아직 때가 되지 않은 변은 잘 나오지 않고, 보게 된 후에도 계속 사르르한 복부 불편감이 남고, 후중감이 남아 변기에서 일어나지 못하게 됩니다. 음주가 잦거나 인스턴트 음식 과다 섭취 등 식사 습관이 좋지 않은 분들은 이런 일들이 반복되고, 자연스럽게 매일 아침 출근 전 강박적인 배변을 시작하게 됩니다. 강박성 변비에 대해서는 다음 장에서 더 자세히 다룰 예정입니다.

빠른 변비+과민성 변비: 빠른 변비의 악순환에 대해 기억하시죠? 빠른 변비에 의한 배변 곤란으로 변을 잘 보기 위해 요구르트, 유산균 등을 많이 먹게 되면 더 변이 묽어지며 증상이 악화될 수 있습니다. 보통 우리가 알고 있는 "변을 잘 보는 음식"들은 변을 잘 보게 하는 것이 아닌, 변을 묽게 만드는 것들입니다. 이런 음식들은 또한 가스를 많이 차게 만들 수 있습니다. 배가 사르르 아플 뿐만 아니라 배에 가스가 가득 차 불편해서 이를 해소하기 위해 배변을 시도하는 상황이 생기는 것입니다. 때가 되지 않은 배변(똥 싸고 싶은 것이 아니라 배가 불편해서 화장실에 감)시도는 실패하는 일이 잦아지며, 이런 배변 실패는 결국 자극성 하제, 푸룬 주스, 관장 등의 사용으로 이어지게 됩니다. 과민성 변비에 대해서는 추후 자세히 다룰 예정입니다.

빠른 변비의 끝은 "변소진"

"변소진?" 탤런트 이름인가요? 아닙니다. 변이 소진되어 나올 변이 없어지게 되는 것을 표현한 말입니다. 빠른 변비의 악순환, 점차 심해지는 복부 불편감으로 인해 사용하는 자극성 하제, 강한 변비약은 결국 심한 설사를 일으키게 됩니다. 이로 인해 장이 비어 버리는 것이죠. 나올 변이 없어지게 되는 것입니다. 환자들은 이런 증상을 호소합니다. "제가 변을 몇 달간 본 적이 없어요. 배가 너무 불편해서 도저히 일상생활을 할 수 없어요. 화장실 옆에만 붙어 있게 되네요."

하지만 자세히 물어보면 환자들은 변을 안 본 것이 아니라 변물, 점액 같은 변만 소량으로 하루에도 10회 이상 배변 시도를 하며 조금씩 빼고 있는 것입니다. 나올 변이 없어서 변이 안 나오는데, 강한 약과 자극성 음식 등으로 배는 더욱 강하게 경련하듯 움직이기 때문에 변은 안 나오고 배가 너무나 불편한 상황이 생기게 되는 것입니다. 치료는 간단합니다. 강하게 사용하던 모든 약을 끊고, 변을 묽게 하고 배를 불편하게 만들 수 있는 음식을 제한하고, 적절하게 변을 볼 수 있을 정도로 약한 변비약부터 서서히 조절해서 올려가는 것입니다.

빠른 변비가 단단한 변비로

변을 묽게 하는 음식을 다 끊으라고 교육했습니다. 그런데 환자가 일상에서 먹는 음식들이 변을 묽게 하는 것밖에는 없었다면? 이런 음식을 다 끊으면 환자의 변은 어떻게 될까요? 네, 빠른 변비가 저식이에 의한 단단한 변비로 바뀌게 됩니다.

변을 묽게 하는 음식은 줄이되, 건강한 식이섬유는 충분히 섭취하는 것이 좋습니다. 변을 좋게 하는 것은 변을 묽게 만드는 것이 아닙니다. 여러분은 변을 묽게 만드는 데 집중하지 마시고 변의 양이 많아지게 하는 데 집중해야 하는 것입니다. 또한 식이섬유라고 모두 나에게 맞는 것은 아닙니다. 식이섬유 편에서 설명할 포드맵 성분이 많은 식이섬유 식품은 가스 팽만이나 변이 묽어지는 문제를 일으킬 수 있다는 점 잊지 마세요.

결국 항문 수술까지

　빠른 변비와 자주 연관되는 항문 질환은 바로 치질입니다. 치질은 우리 항문에 정상적으로 존재하는 혈관으로 이루어진 풍선 같은 조직입니다. 이를 오래 사용하고 과하게 사용하다 보면 낡고 부풀어 올라 결국 고장이 나게 되는 것입니다. 치질은 설사를 할 때 더 붓고 불편하게 되며, 빠른 변비와 배변 곤란으로 힘을 많이 주게 되면 풍선처럼 더욱 부풀어 튀어나오거나 대량으로 출혈하게 됩니다. 시원하지 않다고 짜내듯이 힘을 주면 증상은 더 악화되겠죠?

　또한 항문선의 염증으로 인해 고름이 생기는 치루도 빠른 변비와 관련이 있습니다. 치루의 발생은 설사, 묽은 변과 연관되는 경우가 많습니다. 또한 수술 후에도 지속되는 묽은 변은 상처 치유 지연, 치루의 재발, 다른 부위의 치루 발생 등과 연관이 있습니다.

　묽은 변은 배변 곤란 뿐만 아니라 항문 질환을 발생시켜 수술해야 할 가능성을 높이게 된다는 점 꼭 기억해 주세요.

마지막으로

　여러분, 변을 잘 본다는 것은 변을 묽게 하는 것이 아닙니다. 변을 잘 보는데 가장 중요한 것은? 바로 좋은 변입니다! "변을 묽게"보다는 "변을 많게"에 집중해 주세요.

　먹었을 때 배를 불편하게 하고 변을 묽게 하는 음식을 줄이기 위해 노력하고, 쉽지 않다면 간단한 약으로 조절이 가능하니 꼭 병원에 내원해주세요.

> 6계명

서행성 변비는 적절한 약물 치료가 **필수적입니다**

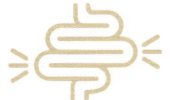

"변비 때문에 죽는 일도 있다고?" 네, 맞습니다. 느린 장에 의한 변비, 서행성 변비는 악화되면 장 천공 등 심각한 합병증으로 생명을 잃을 수도 있습니다. 또한 서행성 변비는 제대로 관리하지 않으면 점차 악화되는 양상을 보이고, 이런 변비의 악화는 결국 복부 팽만과 식사 및 활동량의 감소로 이어지며 점차 변비가 악순환하게 됩니다. 서행성 변비. 병원에서 전문적으로 그리고 적극적으로 치료 받으셔야 합니다.

　이번 장에서는 서행성 변비란 무엇인지, 장의 운동에 영향을 미치는 여러 요소와 악화 인자들을 알아보고, 서행성 변비를 치료하기 위해 우리가 알아야 할 것들을 소개하겠습니다.

서행성 변비란?

서행성 변비란 말 그대로 장이 서행(느리게 움직임)하는 것을 말합니다. 느리게 움직이는 장에 의한 변비를 서행성 변비라고 합니다. 사회의 노령화와 함께 서행성 변비는 점차 증가하고 있습니다. 나이가 들면서 많은 경우 변비는 악화될 수밖에 없습니다. 식사량 자체는 감소하고, 근육의 움직임은 약해지며, 장의 감각도 조금씩 떨어집니다. 여기에 더해 여러 만성 질환들은 장의 움직임을 느리게 만듭니다. 갑상선 저하증, 오래된 당뇨에 의한 말초 신경 손상, 중풍, 파킨슨병 등의 신경과적 질환, 정신과적 질환, 항우울제 등 정신과·신경과 약, 근골격계 질환으로 인한 근이완제, 혈압약(칼슘채널 blocker) 등이 대표적인 원인이라고 할 수 있겠습니다.

변비가 너무 심해요. 너무 단단해서 힘을 많이 주고 매번 관장을 하거나 변을 파내는 일도 많아요. 서행성 변비의 임상 양상은 다음과 같습니다.

서행성 변비 환자는 관상부터 다른 경우가 많습니다. 고령자이거나, 만성 질환이 오래되어 병색이 있고, 활기가 부족해 보이며, 자세는 대부분 구부정합니다. 무언가 불편해 보이는 표정으로 제 앞에 앉아서 이야기합니다. "변비가 너무 심해요."

보통 한 2~3일에 한 번 배변하는 것은 기본이며, 1~2주에 한 번 변을 보는 경우도 많습니다. "변이 토끼 똥처럼 나와요. 너무 단단해서 힘을 엄청 줘야 해요. 배가 너무 불편하고 빵빵해서 이제 먹기도 힘들어요." 보통 배변 시간은 10~20분 이상이 기본이며, 힘을 엄청나게 줘야 하며, 힘 주다가 쓰러질 뻔한 적이 있다고 이야기하는 분이 많습니다. "왜 이렇게 힘을 오래 주세요?"라고 여쭤보면, 변이 단단해 걸려서 안 나오는 경우도 있지만, 오히려 소식이 없고 배가 불편해서 조금만 느낌이 있어도 억지로 배변하려고 힘주는 경우가 많습니다. 첫 변이 잘 안 나오는 것이지요.

저희 병원에 오시기 전 다른 병원에서 변비약을 타서 먹고 있었거나, 약국 약이나, 건강 보조 식품(알로에 등), 한약(환으로 된 변비약) 등을 복용하는 경우가 절반 이상이 됩니다. 또한 이런 장기적인 배변 곤란으로 부가적 처치를 하는 경우도 많습니다. "변 소식이 없어요. 배가 불편해서 관장을 해요. 안 나와서 항상 손으로 조금씩 파내요." 등 배변 자체가 이분들에게는 항상 명운을 건 도전같이 되어 버립니다. 심한 치질, 단단한 변으로 인한 치열, 배변 시 심한 출혈 등이 동반되는 경우가 상당히 많습니다.

앞에서 다룬 바와 같이 여러 원인으로 인해 장이 느려지게 되면 대장은 들어온 변을 수축하여 다음으로 이동, 배출할 수 있는 능력이 떨어지게 됩니다. 대장 안에 배출되지 못하고 오랫동안 담겨 있는 변은 점차 물을 빼앗겨 단단해집니다. 단단해진 변이 쌓이며 대장은 점차 늘어나게 됩니다. 고무줄을 적당히 늘리면 이전으로 돌아가지만 심하게 늘리는 경우 이전으로 돌아가는 복원력을 상실하는 것처럼, 어느 정도 임계점을 넘어 늘어난 대장은 변을 짜서 다음으로 보낼 수 있는 능력을 잃게 됩니다. 이렇게 느슨하게 늘어진 장에는 더 많은 변들이 쌓이고, 장이 늘어나다 보면 장벽에 피가 안 통하게 되어 괴사하거나, 꽉 찬 비닐봉지가 찢어지듯 장의 천공이 발생하며, 결국 복막염 및 사망에 이를 수도 있습니다.

서행성 변비의 진단과 치료

그래서 서행성 변비는 병원에서 전문적이고 적극적인 치료를 받는 것이 중요합니다. 변비의 원인에 대한 철저한 검사 및 적극적인 약물 치료, 행동 치료를 체계적이고 포괄적으로 실행해 나가야 하는 것입니다. 먼저 장이 느려지게 된 기질적인 원인(대사적·신경학적 원인, 대장암 등 폐쇄적 원인 등)을 찾아서 관리해야 합니다. 갑상선 기능이 좋지 않다면 갑상선 호르몬 치료를 받아야하며, 당뇨 관리가 잘 안 된다면 철저한 관리를 통해 악화를 막아야 합니다. 파킨슨병이나 다른 신경학적 질환이 있다면 이를 제대로 진단하고, 악화되지 않도록 치료해야 합니다. 정신과적 질환이 진단되어 약물 치료중이라면 이러한 약물에 대해 알고 변비 증상에 맞추어 의사와 적극적인 소통을 통해 약물 조절을 해야 합니다. 대장 내시경을 통해 대장·직장암 등 기질적인 문제가 없다는 것은 기본적으로 확인해 봐야 하겠죠? 서행성 변비가 심한 분들은 대장 내시경 하제를 사용해도 장이 잘 비워지지 않는 경우가 많아 특별한 관리가 필요합니다. 변비를 조절한 후 내시경 하제를 복용하거나, 내시경 하제 복용 전 강한 변비약들을 우선적으로 써야 할 수 있습니다. 그래서 변비를 전문적으로 보는 병원에서 진단과 치료가 필요한 것입니다.

이런 적극적인 진단을 통해 기능적인 서행성 변비임을 확인한 후에는 적극적인 약물치료를 시작하게 됩니다. 변을 늘리면 장이 알아서 잘 움직이는 일반적인 저식이 변비와 달리 서행성 변비는 식이섬유 섭취를 늘리는 경우 장내에 더욱 변이 쌓이며 증상이 악화되는 경우가 많기 때문에, 식이섬유보다는 장운동 강화제나 변을 묽게 하는 삼투성 하제를 사용하여 장을 비워 놓는 것이 중요합니다. 약을 천천히 늘려가는 것이 아닌 우선 약을 강하게 사용하여 장을 비워서 쪼그라들게 해야 장도 운동 능력을 조금씩 회복하게 되는 것입니다. "우선 약을 강하게, 이후 약을 줄이기"라는 계획에 따라서 치료를 진행하게 될 것입니다.

적절한 치료를 받아 변비가 해소되고 복부 불편감이 개선되면 식사량, 기분, 활동도 좋아지고 이는 변을 더 묽게 하여 약을 줄여나갈 수 있게 해줍니다. 이것이 변비 치료의 선순환입니다. 하지만 적절한 치료를 받지 못하면 식사량 저하, 스트레스, 활동 저하로 변비가 점차 악화될 수 있게 됩니다. 이것이 변비의 악순환입니다. 변비약에 대해서 거부감을 갖지 마세요. 주변에서 말하는 변비약 내성 등에 대한 이야기는 듣지 마시고, 변비가 힘들다면 적극적으로 치료해야 합니다.

서행성 변비는 기본적으로 변비약을 강하게 사용하기 때문에 이런 약을 줄여나가기 위해 장운동을 개선하기 위한 노력들을 해나가야 합니다. 장이 충분히 움직일 수 있도록 식이 조절뿐만 아니라 행동적인 노력을 해야 하는 것입니다. 요즘은 약이 좋습니다. 예전처럼 변비로 죽는 사람은 없습니다. 하지만 약은 낫게 하는 것이 아니기 때문에 약을 줄여 나가고 장의 운동 능력을 좋아지게 하기 위해 "장 케어"를 시행해야 합니다. 장 케어란 유산균을 먹는 것이 아닙니다.

이번 장에서는 느린 장을 빠르게 만들 수 있는 장 케어 방법, 변비에 실제적으로 사용하는 약물 치료에 대해 더 자세하게 알아보겠습니다.

"장 케어"는 유산균이 아니라 바로 행동적 치료입니다

장 케어 방법을 알기 위해 우리 장의 운동에 대해 먼저 알아보겠습니다. 대장은 음식을 소화시키고 영양소를 흡수하는 것보다는 수분과 전해질을 흡수하는 역할을 하며, 변 내의 물을 조절하여 변을 만들고, 이를 이동, 저장, 배출하는 기능을 가진 장기입니다. 여기에 더해 장내 세균총(장내미생물군)과 상호작용하며 식이섬유를 발효해 우리에게 유익한 여러 영양소들을 만들어 내고, 장내 세균총을 유지하여 장 건강과 면역 체계를 유지하는 기능을 갖고 있습니다. 이번 장에서는 장의 움직임과 관련된 여러 가지 인자들과 이를 좋아지게 할 수 있는 적극적인 장 케어 방법에 대해 알아보겠습니다.

내 장을 뛰게 하는 페이스 메이커, 카할세포

이런 장의 운동에는 여러 가지 인자들이 영향을 주게 됩니다. 첫 번째는 위장관의 페이스메이커, 내 장을 뛰게 하는 세포. 바로 카할세포입니다. 장은 기본적으로 우리가 아무것도 하지 않아도 자동으로 움직입니다. 이런 운동은 움직임의 크기에 따라 고진폭 추진성 운동, 저진폭 추진성 운동으로 나눕니다. 고진폭 운동은 특히 배변과 직접적으로 연관됩니다. 이런 고진폭 추진성 운동은 보통 우리가 일어난 후 식사 신호와 함께 강하게 발생하게 되며, 우리가 보통 오전에 배변하는 이유도 이것 때문이라고 생각하시면 됩니다. 카할 세포는 노화, 만성질환, 신경과적 질환과 동반해 쉽게 손실되며, 이것이 만성 질환들이 서행성 변비와 연관되는 이유입니다. 또한 고진폭 추진성 운동은 자극성 완화제에 의해 유발되게 됩니다. 강력한 효과를 지닌 자극성 하제는 카할세포를 자극하여 전체 장의 강한 추진성 운동을 만들어 내 배변, 심한 경우 복통과 설사를 만드는 이유가 됩니다. 자, 몇 가지만 기억해 볼까요? 우리 장은 알아서 움직이고, 오전에 가장 강하게 움직이며, 만성 질환과 연관되어 느려지고, 자극성 하제에 의해 자극받을 수 있습니다.

자율 신경과 장운동

장의 움직임에 영향을 주는 두 번째 인자는 자율 신경입니다. 자율 신경은 교감 신경과 부교감 신경이 있습니다. 교감 신경은 스트레스 상황에서 항진되는 신경입니다. 운동을 하거나, 누군가 쫓아올 때, 우리 심장은 두근거리고, 혈압은 올라가게 되며, 신경은 곤두서서 집중하여 어떤 문제에 대응할 수 있는 상태를 만듭니다. 부교감 신경은 우리가 편안한 상황에서 항진됩니다. 오전에 일어나 따뜻한 커피 한 잔을 하며, 여유 있게 음악을 듣고 이완된 상황에서, 우리는 편안하고, 혈압과 심박동 수는 안정되며, 마음은 진정됩니다. 이런 상태를 만들어 주는 신경이 부교감 신경입니다.

이런 자율 신경은 우리의 장운동에 큰 영향을 미칩니다. 한 가지 예를 들어 볼게요. 강도가 칼을 들고 쫓아오는 상황에서 갑자기 변이 마렵거나 방구를 뿡뿡 뀌는 일은 발생하지 않습니다. 우리 몸은 특정 상황에 맞는 상태를 만들어야 하며, 교감 신경이 항진되는 스트레스 상황에서는 장운동이 감소하고, 괄약근이 수축하며, 소화액 분비는 저하됩니다. 말 그대로 "소화하는 데 에너지를 낭비할 수 없다!"라고 하는 것이죠. 부교감 신경은 앞서 이야기한 대로 편안한 상황에서 항진됩니다. 부교감 신경이 항진될 때 장운동은 증가하게 되고, 괄약근은 이완되며, 소화액 분비는 증가하게 됩니다. 소화하고 배변할 수 있는 상태가 되는 것이죠.

원활한 장운동과 편한 배변을 위해서는 부교감 신경을 항진시켜야 합니다. 첫째는 편안한 환경을 만들어야 한다는 것입니다. 제 아내는 항상 오전에 아무것도 하지 않고 커피를 한 잔하면서 핸드폰을 보거나 책을 읽는 습관을 갖습니다. 본인만의 최애 시간이라고 절대로 건드리지 말라고 경고하기도 합니다. 고진폭 추진성 운동이 가장 활발한 오전 시간에, 충분히 편안한 자신만의 환경을 만드는 것이 원활한 장운동과 배변을 위한 좋은 습관이 될 수 있는 것입니다(물론 안 나오는 변을 억지로 기다리는 것은 옳지 않습니다). 둘째로는 장을 관장하는 부교감 신경인 미주 신경을 자극하는 것입니다. 미주 신경은 12개의 뇌신경 중 하나로 장의 감각, 운동, 부교감 신경 기능을 담당하는 신경입니다. 심장과 횡격막을 지나며 복강으로 들어가 위, 간, 신장, 췌장, 장까지 주행하여 장신경총에 가지를 내어 소화 기관의 운동과 분비를 조절하게 됩니다. 미주 신경에 의한 부교감 신경을 자극하기 위해 중요한 것이 바른 자세를 유지하고 횡격막 호흡(복식 호흡)을 하는 것입니다. 횡격막 호흡은 율동적으로 횡격막을 움직이며 미주 신경을 자극합니다. 호흡 안정, 혈압과 심박동 수 저하뿐만 아니라 장의 운동을 활발하게 하는 데 영향을 미치게 되며, 직접적으로 장을 마사지하는 효과가 있습니다. 어르신들의 굽어버린 자세나, 장시간 앉아 컴퓨터 업무를 하는 분들의 자세(상체가 앞으로 굽어 복부의 팽창이 힘들고 복압이 높아지는 자세)에서는 복식 호흡 하는 게 매우 힘들어서 가슴으로 숨을 쉬는 흉식 호흡을 하게 되는 경우가 많습니다. 흉식 호흡(가슴을 올려 숨을 쉼)을 오래 하게 되면 횡격막 자체가 굳어져 버리고, 부교감 신경의 자극은 소원해지며 오히려 교감 신경을 항진하게 될 수 있습니다. 이런 변화는 몸 전체의 긴장과 골반의 강직으로 이어져 항문이 잘 이완되지 않을 수 있고, 결과적으로 장운동뿐만 아니라 배변 자체에도 영향을 미칠 수 있게 됩니다. 좋은 호흡과 자세를 유지하기 위한 방법에 대해서는 별지에서 사진과 함께 설명해 드리겠습니다. 부교감 신경을 자극하여 장운동을 촉진하는 방법을 정리하자면 편안한 환경을 만들기 위한 노력, 횡격막 호흡(복식호흡) 그리고 바른 자세를 유지하는 것입니다.

세로토닌과 연관된 장의 반사적 운동

장은 통증을 느끼지 않습니다. 용종을 뗄 때도 환자와 같이 모니터를 보며 웃으면서 이야기를 하고 용종이 떨어져 나가는 모습을 보여드리곤 합니다. 그럼 장은 어떤 것을 느낄까요? 바로 늘어남과 수축을 느낍니다. 대장 내시경을 하며 가스를 많이 넣어 장이 늘어날 때 환자들이 통증을 느끼게 되는 것이 바로 이것 때문입니다. 장은 늘어남을 인지하여 반사적으로 운동을 하게 됩니다. 이에 연관된 세포가 바로 장크롬친화성 세포(enterochromaffin cell)입니다.

장크롬친화성 세포는 장의 팽창과 자극을 감지하여 세로토닌이라는 호르몬을 분비하게 되며, 이 세로토닌이라는 호르몬은 장의 움직임을 관장하는 아주 중요한 호르몬입니다. 장의 운동뿐만 아니라 장관 내 분비, 염증 조절 그리고 감각에도 영향을 미치게 됩니다. (인체 전체에서 발생하는 세로토닌의 90% 정도는 장에서 생산) 이런 세로토닌은 전신적으로 영향을 미칠 수 있으며 심장이나 사람의 감정에도 영향을 미칠 수 있게 됩니다(대표적인 항우울제인 SSRI과 같은 약이 이 세로토닌과 관련된 약제입니다). 세로토닌과 장의 반사적 운동은 변비 치료에 가장 핵심적인 개념입니다. "음식을 먹어서 변이 생겨야 장이 움직인다"라는 것이죠. 변이 생성되어 장에 차게 되면 장은 변에 의한 늘어남을 인지하고 수축하여 변을 다음으로 이동시키게 되는 것입니다. 변이 없으면 장의 움직임은 최소화됩니다. 지속적으로 충분한 변의 양을 보장해줘야 장도 원활하게 움직이게 된다는 것이지요.

둘째로는 세로토닌과 관련된 약제들입니다. 장운동 항진제로 시중에 사용되는 약제는 대부분 이 세로토닌 관련 약제입니다. 모사프리드(Mosapride) 제제 및 프루칼로프라이드 (Prucalopride) 제제가 대표적입니다. 두 약제는 작용하는 세로토닌 수용체(몸의 장기마다 이런 세로토닌 수용체의 타입이 다릅니다.)의 차이로 전자는 주로 위 배출 장애, 기능성 소화불량 등에 사용되며, 후자는 만성 변비의 치료에 사용됩니다. 두 약제 모두 심장이나 뇌에 있는 세로토닌 수용체에는 영향을 거의 미치지 않기 때문에 안전하게 장기적으로 사용이 가능합니다.

그래서 서행성 변비가 있는 분들에게 장운동과 관련된 치료를 하기 위해서는 편안한 환경에서 부교감 신경을 자극하기 좋게 하기 위해 복식 호흡을 하고 좋은 자세를 유지하는 게 필요합니다. 일상적인 운동을 하는 것이 중요하고, 충분한 양의 변을 만들어서 장을 늘어나게 해 장이 움직이게 해야 합니다. 나이나 지병 유무에 따른 세포 변화를 줄이기 위해서 기저 질환을 잘 치료하고 약물을 조절해야 하는 것입니다. 하지만 이런 노력으로 채워지지 않는 간극이 있을 수 있습니다. 우리가 아무리 운동을 열심히 하고, 뱃살을 빼고, 짠 것을 안 먹는다고 해도 혈압이 완전히 좋아지지 않는 경우가 많이 있습니다. 유전적인 요소가 있거나 나이가 들어 혈압을 조절하는 능력 자체가 떨어진 것이지요. 이런 경우 계속 높은 상태로 살아가야 할까요? 그렇지 않습니다. 장기간 사용 가능한 약제로 혈압을 조절할 수 있게 해주는 것이 우리 몸의 심각한 고장(지속된 혈압 상승으로 인한 신부전, 혈관 손상으로 인한 협심증, 심근경색, 뇌출혈 등)을 막고 건강한 삶을 유지하는 데 중요합니다. 변비도 똑같습니다. 아무리 장운동을 원활하게 하기 위해 노력해도 채울 수 없는 간극이 생길 수 있으며, 이 경우 오래 써도 안전한 약을 사용하게 됩니다. 적절한 약의 사용으로 배변이 원활해지면 배가 편해지고, 그럼 식사량은 더 많아지고, 활동도 많아지고, 기분도 좋아지면서 점점 변이 묽어지게 되고(부드러워지고), 그럼 약을 줄여 나갈 수 있게 되는 것입니다. 서행성 변비 환자의 변비 선순환을 위해서도 적극적인 약물 치료는 필수입니다.

자, 그럼 실제로 어떤 치료와 검사가 이루어지는지 확인해 보겠습니다. 2장에서 언급한 검사들을 통해 기질적인 문제가 있는지를 확인하게 되며, 환자의 임상적인 양상 (변을 며칠에 한 번 보는지, 변의 단단함, 배변 시간, 기저 질환 등)을 고려하여 약을 선택하게 됩니다. 일반적으로 사용하는 변비약은 다음과 같습니다.

팽창성 하제(부피 형성 하제): 식이섬유(주로 차전자피, 칼슘 카보필) 제제로서 변을 늘려주는 역할을 합니다. 기본적으로 배변을 원활하게 하기 위한 적정량의 변을 유지하는 데 가장 필수적인 약제입니다.

삼투성 하제: 몸에 흡수되지 않고 장에 남아 삼투압 효과를 통해

장 밖의 물을 장 안으로 끌어들여 변을 묽어지게 합니다. 가장 자주 사용되는 약제로 마그네슘 제제, 락툴로스 제제, 폴리에틸렌 글라이콜(PEG, polyethylene glycol) 제재 등이 대표적입니다.

장운동 강화제: 장운동을 강화하는 약제로 위장관 운동 조절과 관련된 대표적인 신경 전달 물질에는 아세틸콜린, 도파민, 세로토닌(5-hydroxytryptamin, 5-HT) 등이 있습니다. 부작용, 효과 등의 문제로 현재 변비 치료에는 대부분 세로토닌 관련 약제가 사용되며, 모사프라이드, 프루칼로프라이드가 대표적입니다.

자극성 하제: 장벽의 신경을 직접 자극하여 장운동(연동 운동)을 촉진하고 대변의 배출을 돕는 약물입니다. 주로 단기 변비 치료에 사용되며, 장기간 사용 시 장기능 저하 위험이 있습니다. 알로에, 센나, 비사코딜 성분 등이 포함되는데, 이렇게 내성이 잘 생기고 장기능 저하 우려가 있는 자극성 하제에 환자의 접근이 쉽다는 것이 아이러니합니다.

기본적인 변비 치료는 장운동이 적절한 저식이 변비로 생각되는 경우 팽창성 하제(부피 형성 하제)를 사용하게 되며, 어느 정도 장운동이 느린 것이 의심되는 경우 팽창성 하제 및 삼투성 하제를 함께 사용하게 됩니다. 서행성 변비가 의심되는 경우에는 치료 전략을 바꿉니다. 느린 장에 다량의 식이섬유는 오히려 독이 될 수 있어, 팽창성 하제는 줄이고 장운동 강화제 및 삼투성 하제를 강하게 사용하게 됩니다. 이후 변이 묽어지면 약을 점차 줄여나갑니다.

　이런 약물 치료에는 필수적으로 동반되어야 하는 검사가 있습니다. 바로 장운동 기능 검사입니다. 대장 통과 시간 검사(colon transit time)는 엑스레이에서 확인할 수 있는 작은 링들을 담은 캡셀을 3일간 복용한 후 복부 X-선 촬영을 통해 마커의 이동을 관찰하고, 동시에 대장 내 변의 양이 얼마나 있는지, 대장이 많이 늘어나 있는지, 가스의 양은 어떠한지 등을 확인할 수 있는 검사입니다. 이 검사를 통해 이 환자가 서행성 변비인지, 정상 대장 운동을 보이는지, 아니면 장이 빨라서 생기는 빠른 변비인지 확인할 수 있습니다. 또한 현재 사용하고 있는 약의 효과가 어떠한지 약을 더 늘리거나 줄여야 할지를 알 수 있습니다.

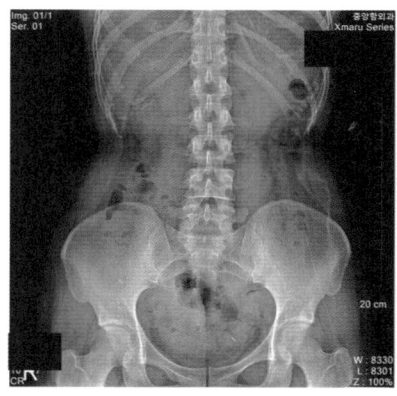 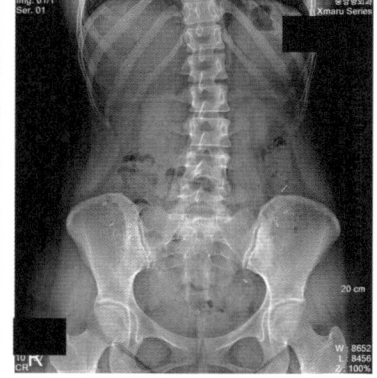

그림 6-1 **정상 장운동 사례**

팽창성 하제(식이섬유 제제)를 사용한 후 장내에 변의 양이 많지 않으며, 표지자(엑스레이에서 확인되는 작은 링들)의 개수도 적절합니다. 정상 장운동을 보인다고 생각할 수 있습니다.

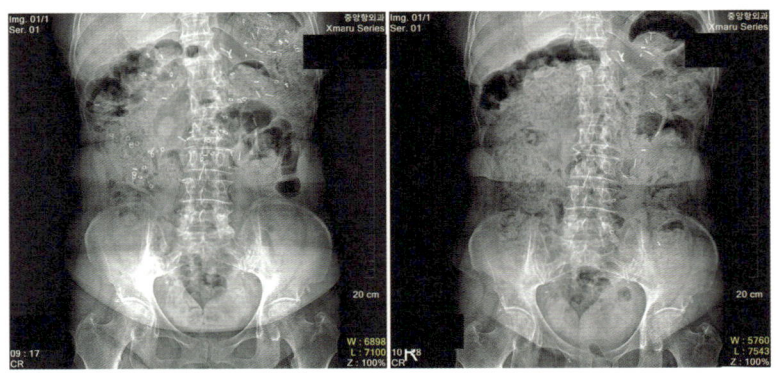

그림 6-2 서행성 변비 사례

표지자의 개수도 많으며, 장에 차 있는 변의 양도 많습니다. 장도 많이 늘어나 있습니다. 서행성 변비로 평가하며, 약물 치료 계획을 바꿔야 합니다.

이제부터는 관리, 약을 조절하기 위한 장 케어 노력

2장에서 소개한 것처럼 변비는 낫지 않습니다. 조절해야 합니다. 한

달 먹어서 평생 변을 잘 볼 수 있는 약은 없습니다. 오래 써서 안전한 약으로, 내가 변을 보기 편할 정도로 약을 조절해야 하는 것입니다. 우리는 매일 다른 음식을 먹으며 때로는 변이 묽어지고, 때로는 변이 단단해지는 음식을, 때로는 많이 때로는 적게 먹습니다. 변은 매일 달라지게 되는 것이지요. 변에 대해 내가 약을 조절할 수 있게 하는 것은 충분한 교육이 필요합니다. 한 번 의사를 만나서 딱 맞는 약을 사용하고, 한 번에 약을 조절할 수 있는 능력을 갖게 되는 것이 아닙니다. 약이 조절된 후에는 미세 조정(fine tunning)으로 들어가게 됩니다. 어떻게 약을 조절하면 되는지를 교육하고, 이 약을 줄이기 위한 식이 교육에 들어가게 됩니다. 변을 늘리기 위해 차전자피와 같은 팽창성 하제를 쓰는 것보다는 동일한 양의 식이섬유 야채를 먹는 것이 훨씬 건강에 좋지 않겠습니까? 그리고 본격적인 장 케어에 들어가게 됩니다. 장 케어는 우리가 인지하지 못하는 여러 잘못된 습관들을 고치는 과정입니다. 미주 신경을 자극할 수 있는 횡격막 호흡, 이를 가능하게 하는 바른 자세, 복강과 골반 압력의 조절 등을 함께 노력하면 단지 변비뿐만 아니라 전반적인 몸 상태의 개선까지 이루어 낼 수 있는 것이죠.

장 케어 건강 습관은 별지에서 알아보겠습니다.

서행성 변비의 진단과 치료에 관한 주의사항

대장 · 직장의 암

　서행성 변비에 가장 중요한 것은 바로 동반된 암으로 인한 변비가 아닌지를 감별하는 일입니다. 특히 서행성 변비는 고령 환자가 많고, 만성 질환이 심한 분들이 많아 장기간 내시경을 받지 않은 경우가 대다수입니다. 서행성 변비로 생각이 되어 강하게 약을 썼는데 대장·직장의 암으로 장이 막혀 있었다면? 생각만 해도 아찔한 상황이 생길 수 있습니다. 막혀서 내려가지는 않는데 강력한 약을 쓰면 심한 통증이 나타날 수 있고, 심한 경우 장의 천공까지 발생할 수 있기 때문입니다. 복부 사진상 장내의 변음영이 부분적으로만 존재하는 경우(대장의 중간 정도가 막히면 막힌 부위 이후로는 변이 별로 없고, 이전에는 다량의 변이 존재할 수 있습니다), 장의 폐쇄에 의한 변비를 생각하고, 이런 경우 CT 검사 등을 진행해, 장을 막을 수 있는 큰 암의 존재를 확인하는 것이 좋습니다. 장이 막혀가는 상태에서 내시경을 위한 하제를 먹는 것이 매우 위험하기 때문입니다. 서행성, 고령환자에서는 환자뿐만 아니라 보호자에게 해당 위험성을 설명하고, 내시경을 하기 힘든 상황에서는 약물 치료 계획 및 혹시라도 존재할 수 있는 폐색 가능성, 이로 인해 환자가 호소할 수 있는 증상, 이런 증상이 발생시 어떻게 대처해야 하는지 설명하는 것이 좋습니다.

느린 장운동과 동반된 골반의 문제

  기본적으로 좋지 않은 자세, 호흡, 체력, 활동력 등으로 서행성 변비 환자들은 골반이 약해져 있는 경우가 상당히 많습니다. 이런 약하고 잘 움직이지 않는 골반에 과도한 배변 힘 주기가 장기간 계속되는 경우 골반의 통증이 동반될 수 있습니다. 항문이 뻐근하고 빠질 것 같은 느낌을 호소하게 됩니다. 우선 배변을 보고, 호흡과 자세를 교정하고, 약한 항문을 지속적으로 재활하면 이런 증상은 호전될 수 있습니다. 또한 항문과 골반이 약해져 있는 경우가 많아서 약을 강하게 쓰는 경우 변이 묽어지며 변이 새는 실금 증상이 발생할 수 있습니다. 변실금은 변비처럼 삶의 질을 매우 떨어뜨릴 수 있기 때문에 지속적인 약물 사용 교육을 통해 변이 많이 묽어지지 않을 정도로 환자가 약을 조절할 수 있도록 해야 합니다.

수술이 필요한 사례

  서행성 변비 환자는 장기간 지속된 힘 주기, 배변 시 부가 조치(관장, 손으로 파냄)등으로 항문 질환 특히 치질과 치열이 심하게 동반되는 경우들이 있습니다. 이런 경우 수술을 우선적으로 시행하면 안 됩니다. 수술 후 변을 못 보게 되는 경우 심각한 합병증(출혈, 감염으로 인한 농양, 치루 등)이 발생할 수 있기 때문입니다. 첫째도 배변, 둘째도 배변입니다. 우선 배변을 조절했을 때 항문의 불편감(출혈, 통증, 튀어나옴)이 호전된다면 급한 수술은 필요 없습니다. 배변을 조절한 후에도 항문이 계속 불편하다면 수술을 받는 것이 좋습니다. 수술 후에도 배변은 매우 중요합니다. 수술 후 변을 편하게 본다면 많이 불편하지 않게 나을 수 있고 합병증을 줄이는 데도 도움이 될 수 있습니다.

마지막으로

이번 장에서는 전문적이고 적극적인 치료가 필요한 서행성 변비에 대해 알아보았습니다. 장운동에 영향을 미칠 수 있는 여러 기저 질환을 진단 받아 관리하고, 식이·생활 습관을 교정하여 적절히 배변을 조절할 수 있는 상태를 유지하는 것이 중요합니다. 시중에서 살 수 있는 약을 쓰거나 건강 보조 식품 식이섬유를 쓰면 좋겠지, 생각하고 그냥 구매하지 마세요. 식이섬유를 사서 식이를 신경 썼는데도 좋아지지 않고 배가 점점 팽만해지고 심해지는 경우에는 꼭 병원에 오도록 하세요.

7계명

반드시 매일 배변해야 하는 것은 아닙니다
(강박적 변비)

변은 매일 봐야 하는 것일까요? 매일 보는 것이 건강에 좋을까요? 2-3일에 한 번 보면 변비일까요? 변비인들의 마음 속 깊은 곳에 똬리를 틀고 있는 변에 대한 가장 잘못된 인식은 바로 "변을 매일 보는 것이 좋다"입니다. 매일 봐야 한다는 강박은 변비가 생기는 가장 중요한 원인 중 하나입니다. 결국 강박성 변비는 내 마음의 변비인 것입니다.

변은 매일 봐야 하는 것이 아닙니다. 정말 변이 보고 싶을 때만 가야 합니다. 2-3일에 한 번 변을 봐도 편하게 본다면 변비가 아니지만, 때가 되지 않은 변을 매일 억지로 보려고 하면 변비가 됩니다. 변은 자동으로 나오게 만들어져 있습니다! 그런데 왜 나는 안 될까요?

이번 장에서는 먹는 것이나 장의 움직임과 더불어 가장 중요한 배변의 메커니즘에 대해 알아보고 언제 어떻게 변을 봐야 하는지 알아볼 것입니다.

강박적 변비의 임상적 특징

강박적 변비 환자들은 어떤 이야기들을 진료실에서 할까요?

의사: 자, 변을 며칠에 한 번 보세요?

환자: 네. 저는 하루에 한 번은 변을 꼭 보는데요. / 변을 보려고 하는데요.

의사: 네. 그럼 변이 단단해요? 부드러워요? 묽어요?

환자: 변이 단단하지는 않아요.

의사: 변을 볼 때 시간이 얼마나 걸리지요?

환자: 아, 그게…. 보통 10-20분은 걸리고 어떤 날은 30분 이상 걸리기도 해요. 가끔 안 나와서 관장을 하는 일도 있어요.

의사: 흠, 그런데 변이 단단하지도 않은데 왜 힘을 줄까요? 첫 변이 안 나오나요? 아님 첫 변이 나온 후 시원하지 않아서?

환자: 첫 변이 안 나와요. 힘을 너무 많이 주다가 어지럽고 쓰러질 뻔한 적도 있었어요.

의사: 환자 분은 그런데 왜 변을 보러 가세요?

환자1: 어? 그, 그게요. 아침에 예전부터 하던 대로 습관적으로 변을 보려고 앉아요.

환자2: 출근 전(나가기 전)에 꼭 봐야지 일을 할 수 있어서요. 안 보면 하루 종일 찝찝한 것 같아서요.

환자3: 아, 전에 한 번 변이 단단해서 손으로 파낸 적이 있는데…. 오늘 안 보면 내일 또 그런 일이 생길 것 같아서 걱정이 너무 됩니다.

강박성 변비를 보는 분들은 변이 정상이거나 약간 묽은 경우도 많이 있습니다. 변이 단단해 걸려서 힘 주는 것이 아닌, 때가 되지 않은 변을 억지로 빼내려 하는 것이죠. 배변을 시도하는 이유 자체가 변을 보고 싶은 느낌인 "변의" 보다는 변을 봐야한다는 "강박"에 가까운 것입니다.

먹는 것과 배변의 변화, 내 마음의 변비. '강박적 변비'

변을 매일 보는 것이 정상일까요? 우리가 젊었을 때는 식사도 많이 했습니다. 많이 먹어서 매일 변을 많이 보던 사람이 나이를 먹어, 이전의 절반 정도로 음식을 먹으면 변은 며칠에 한 번 나오게 될까요? 맞습니다. 2일에 한 번 보게 되겠죠. 이전의 1/3을 먹으면? 3-4일에 한 번 변을 보게 되는 것이 당연한 것입니다. 나이가 들고 식사량이 줄면 자연스럽게 배변의 횟수는 줄어들 수밖에 없습니다. 우리 몸이 변을 만드는 것은 아닙니다. 일주일 동안 굶는데 변이 나올 수 있을까요? 변은 먹는 만큼 나오게 되며, 먹는 양이 줄어 장이 느려지면 배변의 빈도도 줄어들 수밖에 없는 것입니다.

그런데 우리 마음은 그렇지가 않죠? 매일 보던 변이 안 나오면 왠지 허전하고, 내가 변비에 걸린 것 같아 걱정도 되고, 변은 원래 매일 보는 것이라고 여기저기서 들으니 더 봐야 할 것 같고, 때가 됐다고 생각했는데 막상 나오지 않으니 힘도 한번 줘보게 됩니다. 그러면 조금씩 나오기도 하던 것이 어느 날에는 아무리 힘을 줘도 안 나오고, 힘을 너무 줘서 얼굴이 빨개지고, 어지럽고 식은 땀이 나게 되는 일도 겪다 보면 이제는 "변"이라는 것이 내 마음 속에 가득 차서 내일 변이 안 나오면 어떻게 할지 걱정하게 되고, 이제 온갖 약이나 관장까지 하게 되는… 네, 강박성 변비 환자들의 모습입니다.

2-3일에 한 번만 변을 봐도 변을 편하게 본다면? 변비가 아닙니다. 제가 만나는 많은 일반인, 변비가 아닌 환자들을 보면 10명 중 2-3명은 2-3일에 한 번 배변을 합니다. 저도 가끔은 너무 바빠서 식사량이 줄어들 때면, 그렇게 합니다. 전혀 비정상이거나 변비라고 할 수 없습니다. 하지만 변을 매일 빼내려고 힘을 많이 준다면? 그것이 바로 변비가 되는 것입니다. 그것이 강박적 변비이지요. 그럼 변은 언제 봐야 하는 것인지 이제 같이 살펴보겠습니다.

배변의 메커니즘을 알면 보이는 가장 편한 배변의 진실

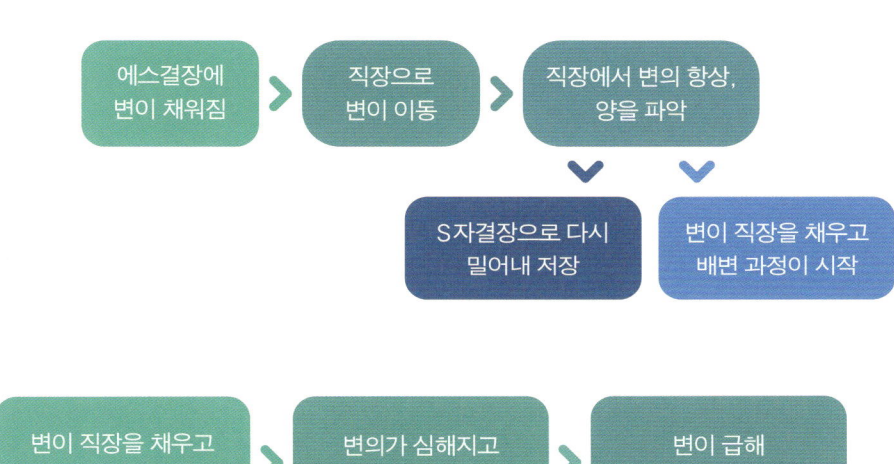

그림 7-1 정상 배변의 과정

배변의 타이밍

대장은 물과 전해질, 약간의 영양소만을 흡수합니다. 가장 큰 기능은 역시 변을 형성하고 이동시키며, 변을 저장하고 배출하는 것이라고 볼 수 있습니다. 장은 변이 차서 늘어나면 변이 온 것을 인지하고 수축하여 변을 다음으로 밀어냅니다. '상행 결장 → 횡행 결장 → 하행 결장'을 지나온 변은 에스자 결장(결장이 대장입니다.)에 저장됩니다. 우리가 생각하는 것과 다르게 변은 항문 바로 위에 있는 직장에 저장되는 것이 아닌 10-20cm 상부의 에스자 결장(S자 모양으로 길고, 복강 내에 존재하여 늘어남이 용이하며, 변을 저장하는 데 안성맞춤)에 저장됩니다. 직장은 변이 내려오면 바로 배변 과정을 시작하게 되는 아주 민감한 장기입니다. 저장하는 장기가 아닌 것이죠.

에스자 결장에 저장된 변이 어느 정도 차게 되면 에스자 결장이 수축하여 직장으로 변을 이동시키게 되며, 직장은 들어온 물질을 민감하게 파악하기 시작합니다. 가스인지, 묽은 설사인지, 고형변인지를 감지하고 우리에게 알려주게 되는 것입니다. 일반적으로 우리가 방귀와 변을 혼동하지 않고 적절하게 배출할 수 있는 이유가 직장의 기능인 것입니다.

직장에 어느 정도 이상 변이 내려와서 차고, 늘어나게 되면 직장도 다른 장과 마찬가지로 변이 온 것을 인지하고 다음(항문)으로 짜서 밀어내기 시작합니다. 변이 항문에 닿으면 항문은 저절로 벌어(이완)집니다. 이를 항문 직장 반사라고 합니다.

이런 기능을 잃어버리는 질환이 있습니다. 선천성 거대 결장증(Hirschsprung disease)라는 선천적인 장 질환으로, 직장으로 신경절 세포(ganglion cell)가 내려오지 않으면 발생합니다. 이로 인해 대장의 특정 부위가 수축된 상태로 남아 변의 배출이 안 되는 질환입니다. 이런 선천적 질환 외에 항문 직장 반사가 없어지는 경우는 거의 없다고 생각하셔도 됩니다.

항문이 벌어져 변이 항문관에 닿으면 우리 항문은 더욱 섬세한 감각을 통해 내용물이 가스인지, 물인지, 고형인지를 구분하게 됩니다. 우리는 이 감각 신호를 토대로 내가 이를 배출해야 하는지, 참아야 하는지, 얼마나 참을 수 있을지를 판단하게 됩니다.

항문은 변이 내려오면 점차 이완되게 되며 이는 곧 "똥 쌀 것 같다. 똥 마렵다"라는 신호가 됩니다. 자, 이제 우리는 어떻게 할까요? 우선 항문을 오므리게 됩니다. 참는 것이죠. 화장실까지는 가야 하니까요. 항문을 오므리고 '아, 똥마려' 하면서 화장실에 들어가서 변기 위에 앉아서 이제 됐다, 생각하고 항문의 힘을 풀게 되면 변은 '쑤우욱~' 하고 나오게 되는 것이죠. 힘을 줄 필요가 없습니다. 그냥 자동으로 나오는 겁니다. 변은 중력 때문에 '똥!' 하고 떨어지는 것이 아니고 직장이 '쭈우욱' 짜내서 빼주는 것입니다. '아~' 하는 순간 보통 변은 다 나오고, 혹시 잔변이 있다면 조금 밀어내 배출한 후 바로 닦고 나오게 됩니다.

급변을 보는 데 걸리는 시간은 어느 정도일까요? 네, 1분도 안 걸립니다. 변은 소변보다 빠릅니다. 작은 구멍에서 쫄쫄 나오는 소변과 큰 구멍에서 '쑤우욱' 나오는 대변, 무엇이 빠를까요?

이렇게 우리 몸은 변이 자동으로 나오도록 잘 만들어져 있습니다. 근데 이게 안 되는 경우가 있습니다. 대표적인 이유는 두 가지입니다. 첫째는 변이 단단해서 항문에 걸리는 것입니다. 그럴 때는 힘을 좀 줘서 처음 단단한 변을 밀어줘야 하는 것이 맞습니다. 직장의 수축에 맞추어 복압을 이용해 나가는 압력을 늘려주는 것이죠.

두번째 이유는 변이 없는 것입니다. 아직 때가 안 된 거죠. 변이 없어 직장이 짜주지 않는 상황(똥이 많이 마렵지 않은 상황)에서 직장에 있는 소량의 변을 빼고 싶다면 어떻게 해야 할까요? 힘을 많이 줘서 억지로 밀어내야 하고, 이런 밀어내기로는 효과적인 배출이 이루어지지 않게 됩니다. 이것이 아무리 힘을 줘도 변이 안 나오는 이유입니다. 변이 적고 직장이 짜주지 않는 상황에서 그 적은 변을 억지로 짜내기 때문인 것입니다.

또한 우리가 변을 빼내려 힘을 주면 줄수록 항문은 점차 수축할 수 있습니다. 변 보는 것을 항문이 오히려 방해하게 되는 것이죠. 이런 강박성 배변이 지속되며 잘못된 힘 주기, 이로 인한 항문의 역설적인 수축으로 배변이 더 안 좋아지는 상태를 항문경, 치골직장근 이완부전이라고 부릅니다.

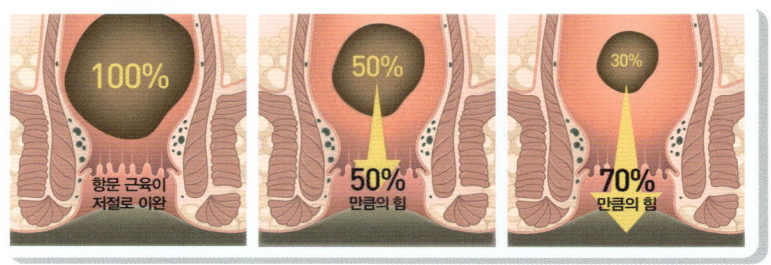

그림 7-2 변의 양에 따른 힘주기의 변화

자, 이제 언제 변을 보면 되는지 아시겠죠? 이런 배변의 메커니즘을 이해한다면 답은 간단합니다. 변이 직장을 채워서 직장이 짜줄 때 그러니까 정말 보고싶을 때, 똥 마려울 때, 그때만 보러 가면 됩니다.

변은 밀어내서 싸는 것이 아니고 나오는 것을 들고 화장실에 가서 '똥' 떨어뜨려주는 것입니다.

> **변은 매일 볼 필요가 없으며
> 변은 매일 출근 전에 보는 것이 아니며
> 변은 매일 외출 전에 봐야 하는 것이 아닙니다.
> 그냥 정말 쌀 것 같을 때 편하게 보면 되는 것입니다.**

마음의 변비, 강박성 변비가 생기는 원인

처음부터 배변 강박이 있었던 것은 아니겠죠? 강박성 변비가 생기는 데는 보통 3가지 정도 원인이 있습니다.

강박성 01 변은 매일 봐야 한다

화장실은 하나인데 가족은 4-5명이고, 아빠는 아침마다 화장실에 앉아 30분씩 나오지 않고…. 다들 빨리 좀 나오라고 난리가 나는 상황. 경험해 보신 분들 많을 겁니다. 변은 매일 봐야 한다는 생각을 갖고 있는 분들이 정말 많습니다. 인식의 문제입니다. 많은 분들이 친지,

인터넷, 유튜브 등에서 듣고 '아, 변을 매일 봐야 하는구나, 그게 건강에 좋은 것이구나' 하고 생각하며 실천하려고 합니다.

젊을 때 많이 먹어서 변을 매일 볼 만큼 만들어 주었을 때는 매일 배변이 가능했을 것입니다. 하지만 우리는 나이를 먹으며 달라집니다. 덜 먹고 느려지고 약해지죠. 60대 분들이 이전 20대 청년들처럼 뛰려고 하면 어떻게 되겠습니까? 크게 다칠 수도 있겠죠. 이전처럼 먹지 않으면서 이전처럼 배출하려고 하면 어떻게 되겠습니까? 너무 큰 욕심이 아닐까요? 변을 이전처럼 매일 보려는 생각은 그만해야 합니다. 2-3일에 한 번 봐도 복부가 불편하지 않다면 충분한 배변이라고 생각하시면 됩니다. 물론 좀 허전하겠죠? 매일 보던 변인데 왠지 찜찜한 것 같기도 하구요. 하지만 안 나오는 변을 빼내려고 힘을 주다가 쓰러질 수 있고, 관장과 약물 오남용으로 변비를 악화시킬 수 있습니다.

강박성 02 출근 전이나 외출 전에 배변해야 한다 - 강박의 악순환과 고착화

출근 시간이 긴 경우 중간에 배변하려고 대중교통에서 내리는 상황. 누구나 생각하고 싶지 않을 겁니다. 배변할 수 없어 참게 되는 경우 직장은 짜던 힘을 멈추고, 직장 내에 변이 머무르는 상태가 유지됩니다. 이런 경우 뒤가 묵직한 후중감이 생길 수 있는데, 이런 느낌만으로 배변을 시도해도 변은 잘 안 나오게 됩니다. 다음에 변이 더 차면서 직장이 짜줄 때까지는 아무리 직장 내 변이 차 있더라도 배출이 힘들어지는 것입니다. 이런 배변 참음, 뒤 묵직함, 배변 시도에도 안 나오는 경우들이 생기면, 가능하면 집에서 나가기 전에 배출하려는 시도를 하게 됩니다. 이런 시도가 몇 번은 통할 수 있지만, 점차 안 되는 경우가 많아지며, 배변 시간은 점차 늘어나게 됩니다. 배변 시간이 10-20분 이상 걸리게 되는 경우 배변은 원래 오래 걸린다고 생각하게 됩니다. 회사에서 일하거나 누구와 만나다 변을 보게 되면 안 되겠다는 생각이 점차 머리를 더 지배하게 되고, 더욱 집에서 배변을 하려고 하는 강박이 고착됩니다.

원래 대변은 소변보다 빠릅니다. 정말 보고 싶을 때는 1-2분도 안 걸리는 것이 배변입니다. 일하다가, 누굴 만나다가 "잠깐만 나 화장실 좀" 하고 화장실에 가서 금방 해결할 수 있는 것이 바로 배변인 것입니다. 대변이 오래 걸린다? 바로 나의 강박에서 시작된 것임을 잊지 마세요.

강박성 03 배변에 대한 공포로 강박

묽은 변비: 출근할 때 변이 묽어서 실수(묽은 변 공포)

제가 서울에 살면서 안양으로 출퇴근 할 때 고속도로를 타기 때문에 화장실에 갈 수가 없었습니다. 가끔 전날 술을 먹거나, 삼겹살이나, 매운 것을 먹은 경우 갑작스러운 설사가 나오는 날이 있었습니다. 차는 막히고, 주위에 주유소도 없고, 변이 너무 급하고. 힘이 살짝만 떨어져도 다 쏟아져 나올 것 같은 이 절망적인 상황. 자세를 바꾸고 몸을 배배 꼬고… 몇 번은 찔끔 나온 적도 있었습니다.

한 번 이런 일을 겪은 분은 배가 조금만 불편해도 그냥 출근을 못합니다. 금방 나올 것 같은데 배변하려 앉아도 나오지는 않고, 배는 계속 살살 아프고, 그냥 안 나온다고 나가서 출근하기는 불안하고. 네, 저도 이런 날에는 시간이 오래 걸립니다. 빠른 변비 장에서 변비가 생기는 이유에 대해서 공부해 보았죠? 이런 빠른 변비는 복통과 배변 후 후중감이 남아 배변을 힘들게 합니다. 여기에 출퇴근 문제가 겹치며 심한 강박적 배변으로 넘어가게 되는 것입니다.

단단한 변비: 응급실 관장, 손으로 변을 파낸 적 있다(단단한 변 공포)

"똥 마려운 강아지(개) 마냥 이리저리 돌아다닌다"는 한국 속담이 있습니다. 조급하고 불안하거나 긴장된 상태에서 가만히 있지 못하고 허둥지둥하거나 안절부절못하는 행동을 비유적으로 표현한 말입니다. 변을 정말 보고 싶은데, 직장에서는 짜고 있는데, 변이 단단해 항문에 걸려 있는 상태가 되면 그 고통은 정말 이루 말할 수 없습니다. 괜히 응급실에서 사색이 되고, 식은 땀을 줄줄 흘리며 관장하러 내원하는 것이 아닙니다.

이렇게 변이 나오지 않아 힘을 쓰러질 정도 주다가, 응급실에서 관장도 하게 되고, 손으로 변을 파내는 일이 생기면 환자는 고통도 받지만 자존감에도 큰 상처를 입게 됩니다. 이런 일이 다신 일어나지 않았으면 하는 생각에 환자는 매일 배변 시도를 시작하게 됩니다. 변을 보고 싶은 느낌이 없어도 "오늘 변을 보지 않으면 내일 내가 죽을 수도 있겠다"라는 공포감에 강박적 배변이 시작되는 것이죠. 평생 한 번 혹은 1년에 1-2번 있을 만한 단 한 번의 사건으로 365일 더 나아가 평생을 배변 강박에 시달리게 되는 것이죠.

강박적 배변의 결과

강박적 배변은 결국 내 마음의 변비이기 때문에 고치기가 쉽지 않습니다. 생각의 전환, 행동학적 변화를 위한 노력이 필요하기 때문입니다. 따라서 이런 강박성 변비로 수년, 수십 년 고생하신 분들이 많고, 이러다 죽겠다고 오시는 분들이 많습니다. 삶의 질은 물론이고 나오지 않는 변을 빼내려 힘을 주게 되고 치질이 터져 피가 쏟아지거나, 한두 번 화장실에서 쓰러지는 경우까지 발생할 수 있게 되는 것입니다. 단지 삶의 질의 문제가 아닌 더 큰 문제로 이어질 수 있게 됩니다.

똥에 꽂힌다

환자가 화장실에 매이게 됩니다. 똥에 꽂혀 버리게 되는 것이죠. 자기 전에는 내일 변을 볼 수 있을까 걱정하며 하루를 마무리하고, 아침에 일어나면 오늘 변이 나올까? 안 나오면 어떻게 하지? 이런 걱정부터 시작하게 됩니다. 조금이라도 느낌이 올 때를 놓치지 않으려 화장실 근처를 서성거리게 됩니다. 변을 못 보면 오늘의 모든 약속을 취소하게 되고, 외출도 못 하는 상황이 생기게 되는 것이죠. 점차 사회적으로 고립되고, 똥만 생각하게 되는 상황까지 오게 됩니다. 먹는 것까지 똥 싸려고 먹게 되어버립니다.

항문경, 치골직장근 이완부전

때가 되지 않았을 때 배변을 하려 힘을 주는 경우 변이 나오지 않는 상황들이 발생합니다. 더 힘을 주는 상황이 잦아지게 되며, 정상적으로 배변하던 사람들도 배를 수축하며 힘주게 되는 방식으로(치약을 짜는 느낌) 힘주는 방향이 변하게 되고, 이와 동시에 항문은 역설적으로 수축하며 배변을 오히려 방해하게 됩니다. 이런 잘못된 힘 주기, 항문의 역설적 수축 현상을 일컬어 항문경, 치골직장근 이완부전(치골직장근은 항문 괄약근의 상부에 있는 근육으로 배변 시 충분히 이완해야 합니다. 힘 주기를 잘못하면 치골직장근은 이완하지 않고 오히려 수축하여 배변을 방해할 수 있습니다)이라고 부릅니다. 이전에는 이런 현상 자체를 하나의 병이라고 생각하고 이러한 힘 주기를 교정하는 훈련을 했지만, 현재는 이런 훈련보다는 환자의 강박적 사고를 바꾸고 정말 보고싶을 때 변을 보는 데 어려움이 없도록 변 자체를 좋아지게 하는 방식으로 치료하고 있습니다. 원래 변은 힘줘서 밀어내는 것이 아니니까요.

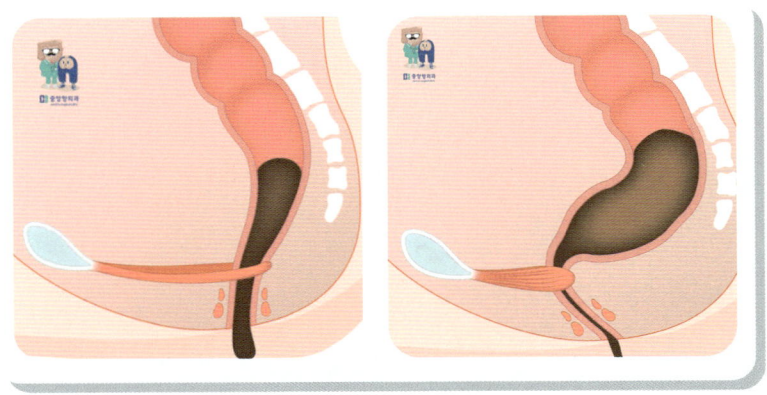

그림 7-3 정상 배변(좌)과 치골직장근 이완부전(우)

강박성 변비와 함께 악화되는 항문과 직장의 문제들

치질 밀어내기와 힘 주기가 오랜 기간 지속되면 정상적으로 존재하는 항문의 혈관 조직인 치핵 조직이 점차 풍선처럼 부풀며 나오고, 출혈하며, 심하게 부으며 통증을 일으키게 됩니다. 이런 치핵 조직은 나이 들어, 쓰면 쓸수록 더 낡고 고장 나게 되며 증상도 악화됩니다. 어느 정도 이상 구조적으로 변하면 배변을 교정하더라도 반복적으로 불편을 끼치기 때문에 결국 수술해야 할 가능성이 높아집니다.

항문뿐만 아니라 직장에도 여러 질환이 생길 수 있습니다. 직장은 하나의 주머니이고 이 주머니의 앞 벽은 회음체 및 근육·근막으로 이루어져 있습니다. 계속된 힘 주기는 직장 전벽을 점차 약하게 만들어 주머니가 형성되게 됩니다. 이를 직장류라고 합니다. 배변이 아래 방향으로 나와야 하는데, 직장류가 있는 환자들은 힘을 주는 경우 주머니가 생기며 전방(질쪽)으로 변이 돌아서 나오기 때문에 잘 안 나오고, 심한 경우 질 내에 손가락을 넣어 뒤쪽으로 누르며 배변하는 일도 생깁니다. 저도 예전에는 직장류가 심한 환자들은 전벽의 늘어진 점막을 제거하고 근막을 튼튼하게 보강하는 수술을 시행했습니다. 하지만 지금은 시행하지 않고 있습니다. 시행하지 않아도 직장류로 인한 문제는 치료할 수 있기 때문입니다.

직장류(직장의 주머니)는 우리가 배변을 위해 힘을 줘서 골반을 아래로 밀어낼 때 발생합니다. 마치 손으로 풍선을 꾹 눌렀을 때 풍선이 앞으로 부풀어 나가는 것과 유사하죠. 그런데 원래 배변은 내가 밀어내는 것이 아닌 직장이 짜서 변을 빼내는 과정입니다. 안으로 오므라

드는데 주머니가 생기지는 않는 것입니다. 모든 치료의 시작은 불필요한 힘 주기를 줄이는 것에서부터 시작하며, 이를 위해 가장 중요한 것은 역시 좋은 변과 급할 때 변 보기입니다.

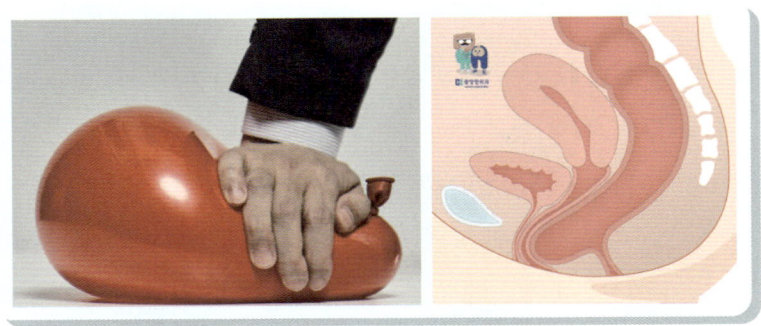

그림 7-4 변을 밀어낼 때 직장 전벽의 주머니(직장류) 형성 과정

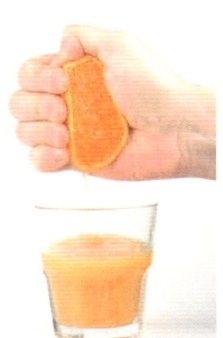

그림 7-5 변이 급할 때(직장이 짜줄 때) 주머니(직장류)가 생기지 않는 모습

직장 중첩과 직장 탈출 치핵은 직장류와 마찬가지로 계속된 배변 스트레스로 인한 항문·직장의 변화입니다. 직장 내에 존재해야 하는 직장 점막이 힘 주기와 동시에 점차 밖으로 돌출하게 되며, 항문의 배출 통로를 막거나 잔변이 생길 수 있습니다. 탈출이 심해지면 결국 배변을 해결해도 걸을 때, 앉을 때도 변이 나오기 때문에 심한 경우 수술을 해야 할 수 있습니다. 하지만 이런 중첩, 경미한 탈출은 배변을 교정하는 것만으로도 거의 증상 없는 상태를 만들 수 있다는 것을 잊지 마세요.

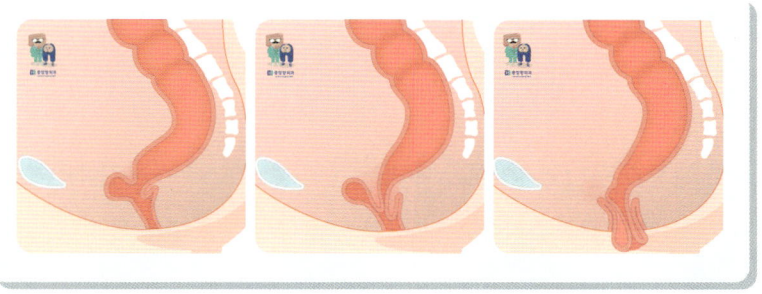

그림 7-6 배변 힘 주기 시 발생하는 직장 중첩 및 직장 탈출의 과정

강박성 배변의 치료

강박성 변비, 생각만 바꿔서는 안 됩니다. 변도 바꿔야 합니다.

강박성 변비는 다른 타입의 변비와 흔하게 동반됩니다. 변이 단단한 서행성, 저식이 변비의 경우 배변 실패로 관장이나 손으로 파내기 등을 겪으며 배변 공포가 생깁니다. 빠른 변비 환자는 묽은 변에 대한 실수 혹은 심한 고통으로 인해 배변 공포가 생길 수 있고, 외출 전 배변을 하려는 강박이 심해집니다. 다음 장에서 다룰 과민성 변비에서도 배변을 하지 못하면 일상생활이 안 될 것 같다는 생각에 억지로 배변을 하려 힘을 주는 경우가 많습니다.

강박성 변비 치료도 좋은 변이 중요합니다. "정말 변 보고 싶을 때까지 기다리세요(변을 참으라는 게 아닙니다)"라고 했는데 4-5일간 안 나오고 정말 너무 단단해서 안 나오면? 배가 살살 아픈 걸 참고 정말 싸고 싶을 때 봐야지, 하고 출근을 시작했는데 갑자기 광역버스 안에서 급한 설사가 온다면? 며칠간 배변도 못하고 배도 너무 불편해서 아무 일도 못 하고 집중하지 못하는 상황에서 상사가 도대체 뭘 하고 있냐고 계속 혼낸다면?

네, 맞습니다. 강박성 변비는 생각만 바꾸면 되는 것이 아닙니다. 적극적인 교정이 동반되어야 합니다. 정말 보고 싶을 때 보는 변이 부드러운 변이 되고, 정말 보고싶은 느낌이 자주 날 수 있도록 변을 늘리기 위해 식이섬유를 충분히 섭취하는 것이 강박성 변비 치료의 TOP입니다. 묽은 변은 뭉쳐지게 하고, 단단한 변은 부드럽게 하고, 적극적으로 약을 사용하고, 잘못된 식이 습관을 교정하여 환자가 "변은 저절로 나오는 것이 맞구나"를 느끼게 합니다. 이로써 배변에 대한 자신감을 회복할 수 있도록 도와주는 것입니다. 변비 치료 1계명. 기억하시죠? 가장 중요한 것은 좋은 변이다.

똥을 생각하지 마세요.

아침에 뭐 먹었지? 기억 못 하는 분들이 많죠? 똥도 똑같습니다. 똥을 싸는 것을 생각하고 기억하려 하지 마세요. 그냥 출근하다가, 누구 만나다가, 걷다가, 급하면 근처 화장실을 찾아서(요즘은 주위에 커피숍도 많아요.) 쑤욱 처리하고 쓱 닦고 하던 일을 다시 하면 됩니다. 변은 꼭 해결해야 할 과제가 아니고 일상에서 자연스럽게, 자동적으로 벌어지는 일 중에 하나라고 생각하시면 됩니다.

배변에 좋은 자세가 있을까요?

변은 자동으로 나오는 것입니다. 정말 급할 때는 걸어가다가도 변을 볼 수 있습니다. 자세는 사실 중요하지 않습니다. 하지만 복압을 사용해 밀어줘야 할 때가 있습니다. 변이 단단해서 걸리거나, 잔변이 남았을 때 이를 밀어내야 하는 것이죠. 그럼 배변하는데 가장 좋은 자세를 알아보겠습니다.

중요한 것은 항문과 직장 그리고 회음부에 복압을 전달하는 것입니다. 제 얘기를 듣고 따라해 보시죠. 의자에 꼿꼿이 앉아서 배를 부풀려보세요. 배는 앞으로 부풀지만 골반으로 전달되는 힘은 거의 없을 것입니다. 그럼 이제는 팔꿈치를 무릎에 대고 숙인 상태로 앉아서

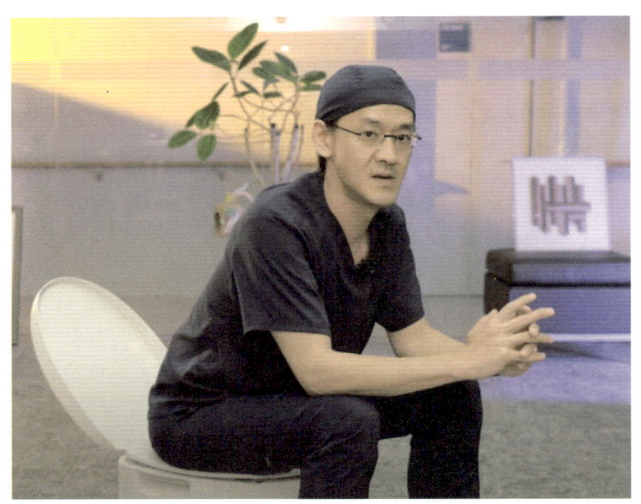

그림 7-7 가장 효과적인 배변 힘 주기 자세

배를 부풀려보세요. 골반과 회음부 안에서 풍선이 부풀어 오르며 아래로 팽창하는 느낌을 받을 수 있을 겁니다. 이것이 복압을 아래 방향으로 전달하여 회음부 하강을 만들어주어 항문을 열리게 하고 직장을 눌러줄 수 있는 가장 효과적인 배변 힘 주기 자세입니다.

앉는 자세도 중요합니다. 직장이 항문과 만나는 부위는 정상적으로 꺾이고, 이를 항문 직장 각도라고 말합니다. 이는 항문 괄약근의 최상층에 존재하는 치골 직장 근육이 직장 뒷벽을 당겨서 형성되는 것입니다. 치골직장근과 이런 항문 직장 각도는 배변을 자제하는데 가장 중요한 역할을 하게 됩니다. 이런 치골직장근은 배변 시 이완되면서 항문 직장 각도를 둔각으로 만들어 변이 지나갈 수 있도록 합니다.

이런 각도를 더 큰 둔각으로 만들 수 있는 자세가 바로 옛날 푸세식 화장실에 쪼그려 앉는 자세입니다. 쪼그려 앉는 자세는 항문 직장 각이 더 크게 열리며 배변이 수월하게 지나갈 수 있게 돕습니다. 하지만 요즘 재래식 화장실을 찾기는 힘듭니다. 이런 경우 사용할 수 있는 것이 바로 배변 발판입니다. 이런 발판을 사용하면 쪼그려 앉는 자세처럼 엉덩이의 접힘을 더 크게 만들어 줄 수 있습니다. 하지만 기억하세요. 발판을 너무 높이 사용하는 경우 몸 전체의 무게 중심이 발이 아닌 변기에 닿는 엉덩이 쪽으로 치우치게 되며, 자칫 배변 자세가 불편해지고 무너질 수 있습니다. 이런 자세에서는 불필요한 복근이나 다리 근육의 긴장이 발생하며 오히려 배변을 방해할 수 있게 됩니다. 따라서 발판을 사용할 때도 너무 높지 않고 편안한 자세를 만들 정도로만 사용하는 것이 좋습니다.

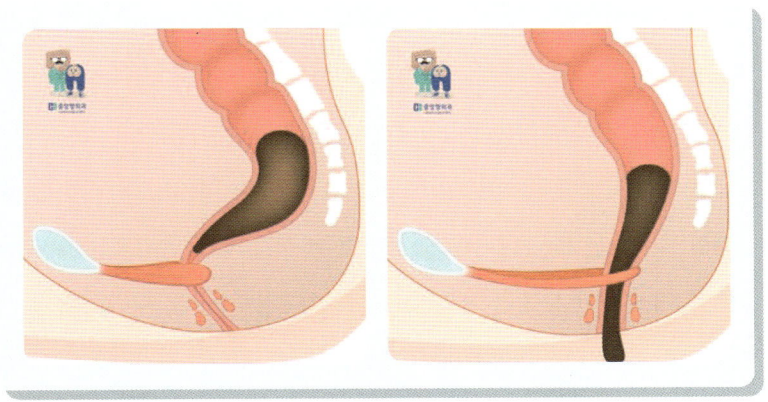

그림 7-8 평상시 치골직장근의 수축 상태(자제)와 배변 시 치골직장근의 이완 상태(배출)

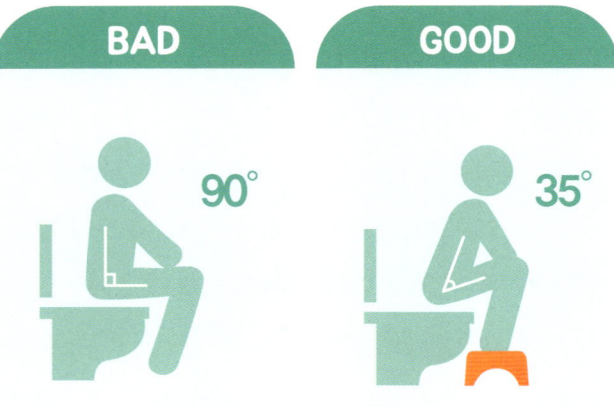

그림 7-9 변비에 좋지 않은 배변 자세와 변비에 좋은 배변 자세

치골직장근 이완부전을 갖는 환자들은 변기에 꼿꼿이 앉아서 온몸을 바들바들 떨 정도로 힘을 주며 배를 오므리는 자세를 취합니다. 얼굴이 빨개지고, 숨을 참으며, 힘을 과하게 주는 경우 배변을 하다 쓰러지는 경우까지 생길 수 있습니다. 배를 풍선처럼 부풀리며 배변을 하려고 해도 안 되니 이제는 온몸을 수축하고 배를 오므려(마치 복근으로 치약을 짜는 듯한 자세) 변을 짜내게 됩니다. 이렇게 배를 오므리는 배변 자세는 전신적 긴장과 더불어 항문의 수축을 야기하여 오히려 배변을 방해할 수 있습니다. 변비를 교정하는 바이오피드백 치료는 이러한 항문의 역설적인 수축을 확인하여 이를 교정하는 데 효과적입니다. 하지만 이런 치골직장근 이완부전의 원인을 찾아가면 결국 때가 안 된 배변을 억지로 하려는 습관이 문제인 경우가 많습니다. 정말 보고

싶을 때 배변을 하게 되면 이런 이완 부전도 자연스럽게 좋아지게 되는 것입니다. 다시 한 번 이야기 드리자면 정말 급할 때는 서서도 변이 나와 버립니다. 힘을 줄 필요가 없습니다. 나오는 변을 잡고 화장실까지 가서 떨어뜨려준다. 잊지 마세요.

매일 배변을 위한 트레이닝

습관이 무섭지요. 고치기가 정말 어렵습니다. 아무리 제가 이야기해도 매일 배변을 고집하는 분들이 많습니다. 꼭 배변을 매일 하고자 한다면 이제부터 제가 하는 이야기를 잘 들어보세요.

첫째, 변을 매일 보려면 변을 매일 볼 만큼 변을 만들어 줘야 합니다. 식이섬유를 많이 먹어야 하는 것이죠. 야채를 한 가지만 먹지 마시고 골고루 많은 양을 드셔야 합니다.

둘째, 일찍 일어나세요. 그리고 아침 식사는 꼭 하세요. 편안한 시간을 가져야 합니다.

우리 장은 자동으로 움직이는 능력이 있습니다. 이런 움직임은 기상 후 가장 활발해집니다. 그래서 보통 배변을 아침에 하게 되는 것이죠. 그리고 뭘 먹어야 합니다. 변이 생겨야 장이 늘어나며 전반적인 움직임이 시작되고 우리가 뭘 먹고 씹는 이런 자극이 장의 움직임을 만듭니다. 그리고 우리 몸의 부교감 신경(편안할 때 항진되는 신경)이 장의 움직임을 원활히 하게 됩니다. 8시에 출근인데 7시에 일어나 바빠 죽겠는데 변이 나올 수가 없는 것이죠. 적어도 출근 2-3시간 전에 일어나 충분히 아침을 드시고 편안한 시간을 갖는다면? 매일 배변하는 데 많은 도움이 될 겁니다. 하지만 그래도 안 나온다면? 지금은 아니구나, 하고 털고 일어나야 합니다.

 이번 장에서는 내 마음의 변비, 강박적 변비에 대해 알아보았습니다. 정리하자면 변은 정말 보고 싶을 때, 그러니까 마려울 때만 보러 가야 합니다. 변이 단단하거나 묽어서 배변에 문제가 되지 않도록 변을 좋게 만들어야 하며, 혹시라도 필요하다면 몸을 숙인 자세에서 부드럽게 배를 부풀리며 밀어내면 됩니다. 변, 매일 보려고 하지 마세요. 그리고 변에 대해 생각하지 마시고 장과 항문을 믿어보세요.

변비와 배변습관
단지 배변의 문제가 아니라 식이, 장, 행동학적 문제와 관련이 많습니다.

[변을 좋게! 정말 보고 싶을 때! 짧은 시간! + 이완하며 배 부풀려 밀어내기]

그림 7-10 변비와 배변 습관

> 8계명

배의 불편감과 변의는 구분해야 합니다
(과민성 변비)

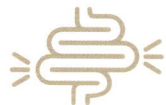

과민성은 변비 끝판왕입니다. 가장 치료하기 힘들고, 일상생활을 하기도 힘들 정도로 환자들은 극심한 고통을 느끼게 됩니다.

과민성은 설사하는 것을 말하는 게 아닙니다. 배변과 관련된 복통, 가스 팽만 등 복부의 불편감을 말합니다. 환자들은 똥 싸고 싶은 느낌이 있어서가 아니라, 이런 배의 불편감(더부룩함, 가스 팽만 등)을 해소하기 위해 배변을 시도합니다. 하지만 반복된 실패로 결국 관장이나 변비약 오남용을 하기 시작하며 이러한 오남용으로 배가 더 불편해지게 되면, 더욱 강하고 자극적인 약을 쓰게 됩니다. 여러 병원을 전전하고 대학병원에서도 효과가 없어 저희 병원에 오시는 분들은 대부분 이러한 환자입니다. 잊지 마세요. 변은 똥이 마려울 때 보는 것입니다. 배가 불편해서 화장실에 가도 변은 나오지 않습니다.

과민성 변비를 치료하기 위해서는 배가 불편한 것과 변을 보고 싶은 것을 구별해야만 하며, 이런 복부 불편감을 줄이기 위해 많은 노력을 해야 합니다. 이를 위해 그동안 설명했던 식이 조절, 장운동, 배변의 메커니즘에 더해서 장내 세균총(유산균)까지 모두를 알아야 합니다. 지금까지 이야기했던 내용들을 정리하면서 과민성에 대해 자세히 알아보도록 하겠습니다.

과민성의 정의와 유병률

과민성 장증후군(irritable bowel syndrome)은 배변 양상의 변화와 동반된 복통이나 복부 불편감을 특징으로 하는 만성적인 문제로 주위에서 매우 흔하게 볼 수 있습니다. 긴장하거나, 스트레스를 받거나, 음식을 조금만 잘못 먹어도 배가 아프고 설사나 변비가 발생하는 사람들은 보통 "나 좀 과민성이 있어"라고 말합니다. 의사들도 환자가 조금 설사가 잦거나 변비, 가스 팽만이 있으면 "과민성인 것 같아요"라고 이야기하곤 합니다.

과민성 장증후군의 증후군(Syndrome)은 어떤 특정된 병(Disease)이 진단되지는 않은 채 비슷한 증상들을 보이고, 그 원인을 한 가지로 특정할 수 없는 애매한 경우들을 통칭해 병명에 준하여 붙이는 명칭입니다. 엄밀한 의미에서 과민성 장증후군이 진단되기 위해서는 증상을 일으킬 수 있는 기질적 질환이 배제되어야 하므로 대장 내시경 검사나 피 검사 등과 같은 몇 가지 검사 이후에 진단이 가능한 것입니다.

따라서 과민성 장증후군은 설사와 복통 등 배변 양상이 변화되거나, 동반된 복통과 복부 불편감을 만성적이고 반복적으로 호소하며, 내시경 등 검사로 다른 질환이 진단되지 않는 경우 붙일 수 있는 것이지요.

식이 습관의 변화와 스트레스 등 여러 가지 문제로 이런 과민성 장증후군은 점차 더 증가하는 추세를 보이며, 여러 유병률 연구에서 전체 인구의 10-20%가 과민성 장증후군의 진단 기준에 합당한 증상을 가진다고 발표하였습니다. 물론 과민성 장증후군의 평생 유병률(lifetime prevalence)은 이보다 더 높을 것입니다.

과민성의 임상 증상

복부의 불편감과 관련된 배변 변화가 곧 과민성 장증후군의 진단입니다. 로마 진단 기준은 과민성 장증후군(IBS)을 진단하기 위해 사용하는 국제 표준 기준으로, 주요 증상과 지속 기간에 따라 다음과 같이 정의됩니다.

진단 기준 [Rome IV 기준]:

1. 복통: 최근 3개월 중 최소 1주일에 1회 이상 반복되는 복통
2. 복통과 관련된 특징 중 최소 2가지 포함:
    - 배변과 연관된 복통
    - 배변 횟수의 변화와 연관된 복통
    - 대변 형태(모양)의 변화와 연관된 복통
3. 지속 기간
    증상은 최소 6개월 전에 시작되어야 하며, 최근 3개월 동안 지속적으로 나타나야 함

세부 분류 [IBS 하위 유형]:

IBS-C (변비형): 대변이 주로 딱딱하거나 단단한 경우
IBS-D (설사형): 대변이 주로 묽거나 물 같은 경우
IBS-M (혼합형): 딱딱한 변과 묽은 변이 번갈아 나타나는 경우
IBS-U (비특이형): 위의 어느 유형에도 속하지 않는 경우

진단 배제:

IBS는 기질적 원인(염증성 장 질환, 장암 등)이 배제된 상태에서 진단됩니다.

진단 기준을 보면 알 수 있지만 과민성 장증후군은 어떤 혈액학적, 내시경적 검사 결과가 아닌 단지 증상으로만 진단을 내리게 됩니다.

그만큼 과민성의 증상이 중요하다고 할 수 있습니다.

보통 과민성이라고 하면 자주 불안해하거나 뭘 먹기만 하면 설사하는 경우들을 생각하지만, 이런 분들 대부분은 안 맞는 음식(우유 등)이나, 소화되지 않는 성분을 섭취하여 이런 음식에 의한 삼투성 설사를 보이는 기능성 설사의 경우가 더 많습니다.

실제 과민성은 설사뿐만 아니라 변비, 변비와 설사를 반복하는 경우를 모두 포함합니다. 단지 설사나 변비가 아닌, 둘 다 동반하거나 관련된 복부의 통증, 불편감, 가스 팽만이 있는 경우를 말하는 것입니다. 실제로 과민성 장증후군은 다음과 같이 설사형, 변비형, 혼합형으로 나누어지게 됩니다.

보통 환자들은 가스 팽만, 배의 불편함, 변비, 설사, 배변 장애로 병원에 내원하게 됩니다. 많은 환자가 이런 불편감으로 인해 일상생활이 힘들고 삶의 질이 떨어지는 걸 호소하며 다음과 같이 이야기합니다.

"가스가 차서 숨을 쉬지 못할 것 같아요."
"배가 불편해서 일상생활을 하기가 힘들어요."
"배가 불편해서 변을 보려고 하는데 도저히 나오지 않아요. 그래서 관장을 매일 하거나 그래도 안 되면 약을 먹기도 해요."

배변 장애를 심하게 호소하는 경우가 많은데, 많은 변비 환자를 보는 저자의 경우에도 이런 과민성 환자가 가장 치료하기 힘든 "변비의 끝판왕"입니다. 환자들은 복부의 불편감을 해소하기 위해 배변을 시도하지만 변은 나오지 않고, 이로 인해 반복적으로 관장이나 자극성 하제를 사용하게 됩니다. 이러한 자극성 하제로 인해 장을 자극하고, 변을 소진(변을 다 빼버려 대장 내에 남은 변이 없어짐)하게 되면 변은 더 안 나오면서 배는 더욱 불편해지게 됩니다. 배변이 힘들어지면서 환자들은 약을 더 강하게 사용하게 되며, 극도의 불편감과 우울감을 느낍니다. 죽고 싶다며 내원하는 경우도 많이 있습니다. 대학병원을 포함해 많은 병원을 전전하고, 약이란 약은 다 써보고, 보험이 되지 않는 강한 약들까지 모두 사용한 후에도 좋아지지 않아 내원하는 경우가 많이 있는 것입니다.

과민성의 원인

이러한 과민성 장증후군의 밝혀진 원인으로는 다음과 같은 게 있습니다. 말 그대로 과민한 장 (과하게 민감한 장), 혹은 장을 과하게 자극하는 여러 요인이 원인이라고 생각하면 됩니다.

우리가 음식을 먹게 되면, 모든 음식이 소화되고 흡수되는 것이 아니며 일부는 장내에 남아서 장내 세균에 의해 발효되는 과정을 거칩니다. 이 과정에서 우리에게 유익한 여러 영양소도 만들어지지만 가스 및 기타 부산물들이 생성되며, 이러한 부산물들은 배를 불편하게 만들 수 있게 됩니다. 매운 것이나, 자극적 음식, 유제품(우유, 요구르트, 밀크 커피, 라떼, 치즈 등), 밀가루 음식 등 특정 음식은 배를 불편하게 할 가능성이 높은 것입니다. 어머니가 차려 주는, 좋은 재료를 이용해 식이섬유가 풍부한 식사를 했을 때는 많이 먹어도 배가 편하지만, 식사를 차려 먹을 시간이 없어 햄버거나, 빵, 피자, 라면, 배달 음식 등의 음식으로 하루를 때우면 조금만 먹어도 배가 불편해지는 것과 비슷합니다.

동일한 음식을 먹고, 동일하게 발효되는 과정을 거치고, 동일한 가스가 발생해도 어떤 사람은 이를 민감하게 받아들이고, 어떤 사람은 아무런 불편을 느끼지 않을 수 있습니다. 우리의 일상생활을 한번 생각해 봅시다. 어떤 사람은 어떤 스트레스를 아주 과민하게 받아들이고 잠도 못 자고 하루 종일 고민하게 되지만, 어떤 사람은 동일한 일을 아무렇지도 않게 받아들이는 것처럼, 장도 사람에 따라 민감함의 정도가 다른 것입니다. 동일한 가스나 부산물에도 불편을 느끼는 정도가 다르다는 것입니다.

여기에 더불어 특정 스트레스에 의한 만성적인 호르몬 변화도 장의 운동과 불편감에 영향을 미칠 수 있게 됩니다. 우리가 중요한 일이나 발표를 앞두고 있을 때, 스트레스를 많이 받을 때 배가 불편하고 변이 묽어지거나, 변비가 심해지는 것을 생각하면 되겠습니다.

정리하자면, 속을 불편하게 만드는 음식, 이를 과하게 발효시켜 배를 불편하게 만드는 장내 세균총, 과민한 성격이나 과민한 장에 의해 과한 불편감을 인지하는 과정을 거치며 우리는 배변과 관련된 복부의 불편감, 즉 과민성 장증후군 증상을 보이게 되는 것입니다. 이제 각 원인에 대해 더 자세히 알아보겠습니다.

식이, 포드맵에 대해

과민성 장증후군에 대한 유병률이 높아지며, 과민성의 증상을 악화시킬 수 있는 음식들에 대한 사람들의 관심이 점차 높아지고 있습니다. 이름도 생소하지만 TV나 유튜브, 여러 책에서 소개되며 점차 인지도가 높아지는 이것, 바로 "포드맵"입니다.

포드맵은 Fermentable Oligosaccharides, Disaccharides, Monosaccharides and Polyols의 앞 글자를 딴 것(FODMAP)으로 말 그대로 발효성이 높은 올리고당, 이당, 단당 그리고 폴리올 등을 말합니다. 식이섬유 편에서 자세하게 설명했던 내용들을 요약하자면 다음과 같습니다. 잘 흡수되지 않고 대장에 도달하여 장내 세균들에 의해 빠르고 과하게 발효되며, 다량의 가스를 배출하고, 삼투압 현상에 의해 수분 저류를 일으켜 복부 팽만이나 설사 등의 증상을 악화시킬 수 있는 성분들이라고 생각하면 됩니다.

식이섬유란 소화되지 않고 장에 남아 특정한 효과를 일으키는 영양소로 크게는 수용성(물에 녹는 식이섬유)과 불용성(물에 녹지 않는 식이섬유)로 나뉩니다. 수용성 식이섬유는 비점성과 점성으로 이루어지는데, 비점성은 예전 우리가 마트에서 볼 수 있던 미에로파이바처럼 물에 녹는 식이섬유이며, 점성은 차전자피 등 물에 녹이는 경우 겔같이 형성되는 식이섬유를 의미합니다. 불용성은 물에 녹지 않고 그 덩어리째 남아서 장내에서 변을 형성하는 데 도움을 줍니다.

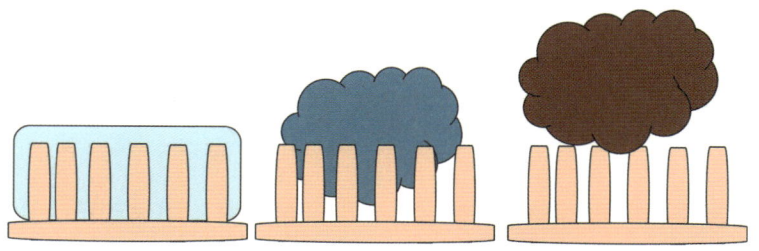

그림 8-1 수용성(비점성, 점성), 불용성 식이섬유와 장의 상호 작용

　식이섬유는 변을 만드는 것뿐만 아니라, 장내에서 장내 세균총에 의해 발효되고 대사되며 우리에게 유익한 여러 가지 성분들을 만듭니다. 이런 과정에서 많아지는 장내 세균들은 변을 형성하는 데도 도움을 주고, 면역력에도 영향을 주게 되며, 장내 세포를 보호하고, 에너지를 공급하는 등 수많은 이점을 줍니다. 즉, 이런 발효 과정은 인체에 유해한 과정이 아니며 꼭 필요한 과정이라는 것입니다. 비점성 수용성 식이섬유는 물처럼 녹아 장내 융모와 닿는 면적이 많아지며, 흡수 및 장내 세균들과 접촉이 많아져 빠르고 강한 발효성을 보이게 됩니다. 겔을 형성하는 점성 수용성은 부분적으로 융모와 닿으며 혈당 및 지질 조절(겔의 점성으로 이런 성분이 빠르게 흡수되는 것을 방지), 수분을 저류(변 내의 수분을 유지해서 부드럽게 하는데 도움), 변의 형성에 도움을 주게 됩니다. 불용성은 변을 크게 형성하는 역할을 주로 하게 되는 것입니다. 포드맵 성분은 일종의 식이섬유처럼 잘 소화되지 않고 대장에 도달하며, 비점성 수용성 식이섬유의 역할을 하게 됩니다. 즉 높은 발

효성의 특성을 지니게 되는 것입니다. 그래서 대표적인 포드맵 성분인 프럭토올리고당이 프리바이오틱스(유산균의 먹이)로 주로 사용되는 것입니다.

그렇다면 포드맵은 안 좋은 것인가요? 위에서 설명했듯이 식이섬유의 주된 효과는 발효 과정에서 발생하며, 이는 우리 장의 건강을 유지하는 데 필수적입니다. 단지 이 과정에서 발생하는 가스 및 부산물, 흡수되지 않은 채 삼투성 효과를 통해 과한 수분 저류가 발생합니다. 변을 묽게 만들고 이때문에 우리 몸은 가스 팽만, 복통, 복부 불편감, 설사 등의 증상을 느끼게 되는 것입니다.

포드맵은 이런 발효성을 강하게 지닌 성분들로 효과적으로 발효를 일으킬 수 있는 장점이 있지만, 복부 불편감(특히 과민성 장증후군에서)을 일으킬 가능성도 높습니다.

즉, 적정한 정도로 섭취하는 경우 도움이 될 수 있지만, 과하게 섭취하는 경우 심한 불편감을 느끼는 원인이 될 수 있다는 것입니다. 이러한 적정 정도는 사람에 따라 다르고, 동일인이라도 나이의 변화에 따라 달라집니다. 대표적인 포드맵 성분인 우유의 경우, 태어나서 유년기를 보낼 때까지는 우리 몸에 우유의 당 성분인 유당을 분해하는 효소가 있지만, 성인이 되며 전세계 인구의 70%는 유당을 분해하는 효소를 잘 만들어내지 못하며, 이를 유당불내성이라고 합니다. 많은 성인이 우유를 먹으면 설사를 할 수밖에 없는 것입니다. 또한 설사 뿐만 아니라 배의 더부룩함까지 호소하게 됩니다. 하지만 적은 양의 우유는 몸에서 분해해 소화가 가능하며, 소량의 유당은 장내 미생물이 적절하게 발효하는 경우 큰 불편을 느끼지 않을 수도 있습니다. 일반적으로 200cc 이하의 우유에서는 많은 성인의 경우도 큰 불편감을 느끼지 않는다는 연구 결과들이 이를 뒷받침합니다.

과민성 장증후군 환자의 경우 장의 민감함이 동반되어 있어 소량의 가스에도 심한 불편감을 느낄 수 있기 때문에 이러한 포드맵 성분이 다량 함유된 음식들은 피하는 것이 좋습니다. 대표적인 음식들은 다음 그림에서 확인할 수 있습니다.

LOW-권장식품	포드맵	제한식품-HIGH
쌀밥, 감자, 쌀국수	곡류	잡곡류, 보리, 호밀
완두콩, 두부	콩류	강낭콩, 구운콩, 콩물
유당제거 우유 (lacto free)	유제품	우유, 치즈, 요플레, 아이스크림
바나나, 블루베리, 포도, 키위, 멜론, 딸기, 오렌지, 토마토	과일류	사과, 배, 복숭아, 농축과일주스, 과일통조림, 말린 과일
가지, 호박, 시금치, 죽순, 당근, 샐러리	채소류	아스파라거스, 양배추, 마늘, 양파, 브로콜리
메이플시럽, 샤베트, 각종 기름류, 설탕	기타	커피, 차류, 탄산음료, 각종 'o'로 끝나는 인공 감미료 (자일리톨, 솔비톨)

그림 8-2 **포드맵 관련 음식**

이외에도 배를 불편하게 만들 수 있는 매운 것, 기름진 것, 인스턴트 음식, 고지방 음식, 튀김, 가공육류, 담배, 술, 커피, 차, 탄산음료, 밀가루 음식 등도 피해야 합니다.

> "포드맵을 먹으면 안 되는 것이 아니다.
> 나를 불편하게 만드는 음식을 피하거나
> 최소한으로 먹어야 하는 것이다"

장의 민감성

동일한 음식을 먹었을 때, 어떤 사람은 불편을 느끼고, 어떤 사람은 아무렇지도 않다면? 어떤 사람은 설사를 하고, 어떤 사람은 변비가 된다면? 둘 간에는 어떤 차이가 있는 것일까요? 장의 민감함, 장 감각의 예민함은 과민성 장증후군 환자에게 가장 중요한 원인 중 하나입니다.

과민성을 보이는 환자분들에게 꼭 하는 이야기가 장의 민감성입니다. 성격도 사람마다 다르지요. 어떤 사람은 아주 민감하여 작은 일에도 크게 스트레스를 받고, 잠을 자지도 못하고, 계속 그 생각을 하며, 심한 경우에는 공황 장애로 발전하게 됩니다. 또 어떤 사람은 너무 둔감하여 중요한 일도 아무렇지 않게 받아들입니다. 장도 똑같지요. 동일한 가스나 음식물의 자극에도 다르게 이를 받아들이고, 불편하다는 신호를 우리 뇌로 계속해서 전달하는 것입니다.

"민감한 것이 병일까요?" 민감한 것은 병이 아닙니다. 단지 이런 감각이 과하게 발현되는 경우 우리가 이를 불편하게 느끼는 것이고, 병적으로 심해지는 경우 일상생활을 하기 어려워지고, 내가 나 자신을 힘들게 하는 것이지요. 그렇다면 우리가 너무 민감하고 불안하여 일상생활을 영위하기 힘들어져 정신과에서 이런 불안을 완화하고, 민감도를 줄이는 약을 먹는다면 나의 이런 성격이나 민감성은 나아질 수 있을까요? 그렇지 않을 겁니다. 단지 약을 먹으면 불편감을 줄여 일상생활을 보다 편하게 해주는 것이죠. 과민성도 그렇습니다. 약을 먹는다고 장의 민감한 성격, 과민성 장증후군이 낫지는 않는다는 것입니다. 변을 조절하고(변비와 설사 조절), 과민한 신호가 뇌로 전달되는 것을 줄임으로써(항우울제와 항불안제) 환자의 삶의 질을 좋아지게 하는 것이죠.

그렇다면 약을 줄이기 위해서는 어떻게 해야 할까요? 집이나 회사에서 특정 업무에 극심한 스트레스를 받고 너무 힘들어 하는 분들이 있습니다. 이런 분들에게 스트레스를 받지 말라고 한다고 안 받는 것은 아니죠. 오히려 이런 이야기가 더 심한 스트레스의 원인이 되기도 합니다. 중요한 것은 스트레스 중 일부를 피하는 것입니다(이직을 하거나, 안 맞는 사람과 거리를 두거나, 특정 업무에 대한 변경 요청을 하는 등).

과민성 장증후군의 경우에도 증상을 줄이는 데 가장 중요한 치료 중 하나가 나에게 맞지 않는 음식을 피하는 것입니다. 불편한 음식을

줄여야 합니다. 불편한 상황을 피하는 것과 동일합니다. 나의 민감함이 변하는 것은 아닙니다. 다음에 동일한 음식을 먹는다면? 당연히 다시 불편해질 가능성이 높은 것이죠. 내가 불편해질 것을 알지만 꼭 해야 하는 상황이라면? 이를 각오하고, 준비하고, 감내하며 진행하는 것처럼, 중요한 약속이나 꼭 먹어야 하는 상황에서는 이를 준비하고 약간은 불편해질 것을 감내하고 먹을 수는 있겠습니다. 이는 아무것도 모르고 불편해지는 음식을 계속 먹으면서 "나는 왜 이렇게 힘들지"라고 말하는 것과는 완전히 다릅니다.

장의 민감함은 변할 수 있습니다. 우리 성격이 점점 유순해지는 것처럼 나이가 들며 조금씩 호전될 수도 있으며, 특정 스트레스와 겹치는 상황에서 더 악화되기도 합니다. 특히 이직 후나 퇴직 후 일이 없을 때나, 가족의 병이나 죽음 등 극심한 스트레스 상황에서 악화될 수 있습니다. 우리 장의 소화 기능과 운동 능력도 변화하고, 장내 세균총의 변화도 있기 때문에 이런 것들도 영향을 줄 수 있습니다.

장내 세균과 유산균

장내 세균은 살아있는 유기체, 즉 먹고 살아야 하는 존재입니다. 이런 장내 세균은 대부분 대장에 살며, 소장에서 흡수되지 않고 대장으로 넘어간 식이섬유나 영양소를 발효하면서 먹고 살게 됩니다. 수많은 종류의 장내 세균들이 우리 몸에 살고 있으며, 각각 좋아하는 음식이

다릅니다. 어떤 세균들은 사과를 좋아하고, 어떤 세균은 야채를, 어떤 세균은 밀가루의 성분을 좋아하는 것입니다. 그렇다면 내가 한 가지 종류의 성분만 섭취한다면 어떻게 될까요? 당연히 이를 좋아하는 세균은 과하게 증식할 것이고, 다른 세균은 먹고 살 것이 없어 우리 몸을 떠나게 될 것입니다. 세균총의 다양성을 상실하게 되는 것입니다. 그렇다면 내가 다양한 식이섬유를 먹지 않고 유산균만 먹는다면? 유산균 내에 있는 균들은 내 몸에 정착할 수 있을까요? 먹고 살 것이 없는 내 장 안에는 살 수 있는 균들이 점차 감소할 것입니다. 장내 세균총의 총량이 감소하게 되는 것이죠.

우리가 주로 먹는 음식에 따라서 장내 세균총은 변화하게 됩니다. 과한 발효를 일으킬 수 있는 식품(소화가 안 되고 장에 남는 포드맵)을 많이 먹는 경우, 이를 좋아하는 장내 세균이 과하게 증식할 수 있으며, 이런 음식을 과하게 발효하여 심한 가스 팽만과 복부 불편감을 호소하게 할 수 있습니다. 그럼 다양한 식이섬유를 섭취하는 습관을 가지려 노력한다면 어떻게 될까요? 다양한 식이섬유를 좋아하는 다양한 개체들이 내 몸에서 증식하게 되며, 먹고 살 것이 많아진다면 세균총의 총량도 증가하게 될 것입니다. 아프리카에서 풀뿌리 등 잘 소화가 되지 않는 식이섬유 위주의 식사를 하는 사람들이 미국에서 저식이섬유식(빵, 고기, 인스턴트 음식 등)과 항생제를 자주 먹는 사람들에 비해 장내 세균총의 총량과 다양성이 월등하다는 연구 결과도 있습니다. 물론 이런 변화는 일시적으로 일어나는 것이 아닙니다. 좋은 식습관을 유지하면 점차적으로 변화가 이루어지게 될 것입니다.

그렇다면 우리는 유산균을 먹어야 할까요? 제가 먼저 물어보겠습니다. 장내 세균이 좋아하는 식이섬유는 먹지 않으면서 유산균만 먹는 경우, 우리가 먹은 유산균은 우리 몸에 잘 정착하고 살 수 있을까요? 아마 그렇지 않을 것입니다. 유산균을 만드는 많은 회사에서는 유산균이 장에 잘 자리잡게 하기 위해 유산균의 먹이로 알려진 프리바이오틱스를 함께 넣어 출시하고 있습니다. 프리바이오틱스는 대부분 합성 식이섬유인 프럭토올리고당으로 단지 우리 몸에서 흡수할 수 없어 대장으로 이동하는 올리고당(일종의 식이섬유)입니다. 프럭토올리고당은 대표적인 포드맵 성분으로서 발효되면서 다량의 가스를 형성할 수 있고, 수분 저류를 통해 변을 묽게 할 수 있습니다. 항상 배가 불편하고 설사가 잦은 사람이 이런 식이섬유를 섭취하면 어떻게 될까요? 분명히 증상이 악화될 것입니다. 또한 프럭토올리고당을 선호하는 세균 개체들이 더 증식하게 되고, 이런 과정에서 과한 발효를 통해 더욱 큰 불편을 만들어 낼 수 있습니다. 유산균, 나쁜 것이 아닙니다. 단지 다양한 장내 세균이 살아갈 수 있는 환경, 최소한의 항생제 사용, 다양한 식이섬유 섭취가 더 중요한 것입니다.

과민성 장증후군에 의한 배변 장애

과민성 장증후군 환자들이 결국 병원에 오게 되는 것은 복부의 불편함을 동반한 배변 장애가 발생하기 때문입니다. 과민성으로 인해 발생한 배변 장애는 치료하기가 매우 힘듭니다. 아까 이야기한 식이, 스트레스, 사회 경제적 상황, 성격 등 매우 많은 인자들이 복합적으로 작용하기 때문입니다. 그래서 과민성에 의한 변비를 "변비 끝판왕"으로 부르게 되는 것입니다.

과민성 배변 장애의 특징은 다음과 같습니다. 복부의 불편감을 심하게 호소, 이를 해결하기 위해 배변을 시도, 변이 나오지 않아 관장, 자극성 하제를 오남용, 점차 증상이 악화되어 일상생활 자체가 불가능한 상황이 발생, 배변이 힘들어지며 일상생활을 제때 하지 못하는 일이 생기면 배변에 대한 강박이 발생, 이런 강박은 배변 장애를 더욱 악화함. 과민성을 이겨내기 위해 약물 치료도 중요하지만 환자의 배변에 대한 개념을 바꾸기 위해 노력하는 것이 더욱 중요합니다. 과민성 변비는 정말 좋아질 수 있습니다. 이제 바꾸어야 하는 그 생각들에 대해 알아보겠습니다.

변은 매일 보는 것이 아닙니다.

"강박성 변비" 장에서 자세히 다룰 예정이니 간단하게 소개하자면, 우리가 젊어서 충분히 먹을 때는 변의 양도 많았고, 이로 인해 변을 매일 볼 수 있었습니다. 나이가 들면서 식사량이 절반으로 줄어든다면? 변은 며칠에 한 번 나오게 될까요? 2일에 한 번, 그 것이 정상이 되는 것입니다. 내 식사량이 이전의 1/3이 된다면? 3-4일에 한 번 배변을 하는 것이 정상이 되는 것입니다. 변은 내가 먹는 만큼 나오는 것입니다. 일주일간 굶는다면 일주일 동안 변이 나오겠습니까? 식사량이 적은데 매일 앉아 변이 안 나온다고 고사를 지내면 변이 나올까요? 변은 2-3일에 한 번 봐도 편하게 본다면 변비가 아니지만, 매일 보려고 힘을 주기 시작하는 순간 변비가 되는 것입니다.

화장실에는 똥이 마려울 때 가야 합니다.

대장은 영양소의 흡수보다는 변의 형성, 이동, 저장, 배출에 주로 관여하게 됩니다. 대장의 길이는 1m가량이 되며, 항문 바로 직전의 장을 직장이라고 부릅니다. 우리가 생각하는 것과 달리 변은 직장에 저장되는 것이 아닌 에스자 결장에 저장됩니다. 에스자 결장에 변이 많이 차게 되면 이 변은 직장으로 이동하며 직장은 이를 민감하게 인지합니다. 지금 넘어 온 것이 가스인지, 물 변인지, 고형 변인지를 인지하고 이를 우리에게 알려주는 것입니다. "바로 똥이 마려운 것이죠." 배변의 과정이 시작되는 것입니다.

그렇다면 변이 에스자 결장에 있을 때 우리가 화장실에 간다면 변이 나올까요? 변이 상행 결장에만 있는데 화장실에 가면 변이 나오겠습니까? 변은 절대로 나올 수가 없습니다. 잊지 마세요. 변은 항문 바로 위까지 와 있을 때만 밖으로 나올 수 있습니다. 똥은 마려울 때만 나오는 것입니다.

과민성 환자들은 식이, 장의 감각 이상, 장내 세균총 문제등으로 가스 팽만, 복부 불편감을 쉽게 느낍니다. 배가 불편한 것이죠. 그런데

이 불편감이 심하니 이를 어떻게든 해소하고 싶은 것입니다. 하지만 변은 아직 직장에 도달하지 않았습니다. 환자는 이를 해소하고자 화장실에 앉았습니다. 자, 변이 나올까요?

한 번은 그럴 수 있었습니다. 어떻게든 힘을 주고 짜내서 나오긴 했습니다. 그런데 다음 날에도 그다음 날에도 그렇다면? 환자는 배변이라는 행위에 대해서 인지하게 됩니다. 그리고 해결해야 할 하나의 과제라고 생각하고 해결되지 않음에 불안감을 느끼게 됩니다. 또한 해소되지 않는 불편감 때문에 일상생활이 힘들면 이를 해소하기 위해 관장과 자극성 하제들을 사용하게 되는 것입니다.

꼭 기억하셔야 합니다. 화장실은 똥이 마려울 때 가야 합니다. 배가 불편해서 화장실에 가도 변은 나오지 않습니다. 배가 불편하다면? 밖으로 나가세요!

똥을 잊어버려야 합니다.

똥은 매일 해야 하는 행사가 아닙니다. 살다가 갑자기 똥이 마려우면 가는 것입니다. 생각하고 인지하여 보는 것이 아닌 것이죠. 배변 장애가 한 번 발생하면 배변 시간이 길어지게 되니, 내가 누구를 만나거나 일을 하다 배변으로 인해 문제가 발생할 것 같은 불안감이 생기게 됩니다. 이로써 배변을 집에서 하려는 강박이 발생하며, 변이 없음에도 불구하고, 조금만 불편한 느낌이 있어도 배변을 시도하려는 악순환이 계속됩니다. 화장실 옆을 떠날 수 없게 되고, 배변이 안 되는 날에는 중요한 약속이나 만남을 포기하는 경우가 잦아집니다. 이 때문에 삶의 질은 점점 떨어지게 됩니다.

원래 대변은 소변보다 빠릅니다. 정말 급할 때를 생각해 보도록 하죠. 급할 때는 내가 변을 밀어낼 이유가 없습니다. 항문을 오므리고 참고 화장실까지 가면 됩니다. 화장실에 가서 변기에 앉아 힘을 빼는 순간 변은 확 쏟아지며, '쓱' 닦고 바로 일어나면 되는 것입니다. 누군가를 만나도 정말 급하면 '잠깐만 나 화장실 좀' 하고 가서 쓱 보고 나오면 되는 것입니다.

이런 과민성은 보통 퇴직한 중년에서도 자주 발생합니다. 예전에는 좀 불편한 느낌이 있어도 출근하거나 일을 해야 하니 털고 일어났습니다(사실 이런 조금의 불편은 일상생활을 하다 보면 금방 잊어버리게 되어 있습니다). 하지만 퇴직 후 일을 나가지 않는 상황이 되면, 이런 불편을 해소하려는 시도를 하게 되고, 실패하는 일이 생기게 됩니다. 이런 실패로 인한 불안감으로 배변 자체를 강박적으로 인지합니다. 아침에 일어나면 '오늘 배변을 할 수 있을까? 오늘 안 나오면 어떻게 하지? 관장을 해야 하나? 약을 먹을까? 오늘은 병원에 한번 가볼까?'라는 오만 가지 생각이 나면서 화장실 옆을 떠나지 못하고 서성거리게 되는 것입니다.

적절한 약물 사용

더 중요한 것은 앞에서 이야기한 생활, 식이, 배변 습관을 고치는 것입니다. 하지만 적절한 약물 사용은 아주 중요합니다. 과민성은 IBS-C(변비형), IBS-D(설사형), IBS-M(혼합형)으로 나누어지며, 이러한 과민성은 변이 묽거나 변이 단단해지면서 더욱 악화되는 경향이 생깁니다.

변이 단단하면 힘을 줘야 하고, 변이 묽으면 배가 더욱 불편하고 시원하지 않은 느낌이 들게 마련입니다. 먼저 변을 좋게 만들어야 하는 것입니다. 변이 많아지게 하는 식이섬유, 변의 단단함과 장의 운동을 조절하는 약제를 이용하여 변을 좋아지게 만드는 것이 약물 치료의 1차적 목표입니다.

장의 민감함은 여러 장내 호르몬과 연관되어 있습니다. 특히 세로토닌은 장의 움직임과 감각과 밀접하게 관련된 호르몬으로 세로토닌 계열 약물들은 장의 운동 조절뿐만 아니라 장의 감각을 조절할 수 있어 과민성이 심한 환자에게 도움이 될 수 있습니다. 이런 장의 민감함을 조절하는 것이 약물 치료의 두 번째 목표가 됩니다.

마지막으로 환자의 민감함입니다. 과민성을 보이는 환자들은 많은 경우 불안감과 우울감 등 신경정신과적 문제를 동반하고 있습니다. 장은 우리의 감정 상태, 정신적 상태와 밀접한 연관이 있기 때문에 이러한 불안과 우울은 설사나 변비에 영향을 미칠 수 있습니다. 심적인 문제에 의해 복부의 불편감이 발생한 환자에게 장에 대한 불편감만 치료하는 것은 근본적인 치료가 될 수 없습니다. 환자의 심적인 불안감, 우울증에 대한 정신과적 치료를 하면 장의 불편함이 완전히 좋아지는 경우도 많이 보았습니다.

한 중년의 여성 환자가 기억납니다. 심한 복부 불편감과 설사로 인해 내원했던 환자분인데, 처음에 약을 사용하였고 증상이 좋아졌습니다. 환자와의 신뢰 관계가 쌓이며 더 이야기를 나눠 보며 알게 된 것은, 남편의 외도와 폭력 등 심한 트러블로 인한 스트레스가 장의 컨디션에 영향을 주었다는 점입니다. 어떻게 보면 남편에 대한 하소연을 30분 정도 들어주는 것이 내가 처방하는 약보다 훨씬 효과적일 수 있는 것입니다. 환자는 가끔씩 나에게 와서 이렇게 하소연을 하곤 했고, 정신과 치료도 받았습니다(이는 제가 권해드린 것인데, 정신과 전문의 선생님이 이런 스트레스에 의한 정신신경학적 문제에 대한 지식과 경험이 많기 때문입니다). 이후 환자는 호전을 보여 약을 줄이고 필요 시에만 사용할 수 있는 상태까지 도달하게 되었습니다.

마지막으로

지금까지 변비의 원인 카테고리 중 과민성 변비에 대해서 알아보았습니다. 과민성은 변비 끝판왕으로 불릴 만큼 치료가 힘듭니다. 식이, 배변 습관, 정신적인 문제, 기저 질환 등 환자 생활의 전반에 대한 교정이 필요하게 됩니다. 또한 적극적인 약물 치료를 통해 본인의 생활을 개선하고, 불편감을 줄여 환자가 치료를 유지하고, 치료에 대한 신뢰를 쌓을 수 있게 하는 것이 중요합니다.

민감한 것은 병이 아닙니다. 단지 너무 민감하면 내가 힘든 것일 뿐입니다. 과민성 변비는 약물 치료가 아닌 적극적인 관리의 개념으로 접근해야 합니다. 과민성 변비로 일상생활이 힘드신 분들은 충분한 증상 관리가 가능하니 전문 병원을 꼭 방문해서 시원한 일상을 되찾으시기를 기원하겠습니다.

과민성장증후군이란?

전 세계적으로 빈번(5~15% 유병률), 소화불량, 위식도역류, 만성피로, 불면, 섬유근육통과 연관 지난 3개월 동안 1주일 1회 이상 반복적 복통이 있으며 다음 3가지 중 2가지 이상을 충족 시 과민성장증후군 의심

- 통증이 배변과 관련
- 증상과 함께 배변 횟수의 변화가 동반
- 증상과 함께 배변 형태의 변화가 동반

과민성장증후군의 원인은 무엇인가요?

식이
자극적 음식, 과민한 음식, 가스형성이 많은 음식

민감한 성격
스트레스

장의 과민함
정상적 가스, 변의 자극에도 불편한 신호를 보냄

장내 면역체계, 유산균
장내 세균총 변화

과민성장증후군 치료

과민성장증후군 치료 **완치보다는 관리**, 증상에 대한 **약제 조합**
사람의 성격이 변하듯 과민성장증후군도 나이가 들면서 좋아지는 경우가 많습니다.

| 식이조절
식이섬유
(환자에 따라 악화 1회)
운동/스트레스 조절
(금연/편안한 마음)
유산균 | > | 진경제 & 지사제
항생제
장운동 감각 조절제
항우울제 | > | 불편감 감소
식이 호전
스트레스 저하
약물 줄이기 |

그림 8-3 과민성장증후군

9계명

변비약이나 건강 보조제는
제대로 알고 먹어야 합니다

변비 치료의 중요 원칙

1. 오래 써도 안전한 약을
2. 내가 편한 정도로 변을 볼 수 있도록 (너무 세게 쓰면 안 됨)
3. 내가 알아서 약을 조절할 수 있는 능력을 기르며
4. 약을 줄여나가기 위해 식이, 운동, 물 먹기, 배변 습관 교정의 노력을 계속하는 것

지금까지 변비인이 꼭 알아야 할 사항들에 대해 알아보았습니다.

변비가 무엇인지, 변비가 있으면 어떤 위험성이 있고, 어떤 검사를 해야 하는지, 어떤 타입들의 변비가 있고, 배변을 대하는 우리의 자세와 생각이 어떠해야 하는지. 이런 사항을 다 알고 노력하고 실천한다면 우리 모두는 굿똥에 이를 수 있을까요? 제가 생각할 때는 변비로 고생한 경험이 있는 분들 10명 중 3-4명 정도는 편한 배변을 이룰 수도 있을 것입니다. 하지만 나머지 분들은 아직은 만족하지 못하거나, 힘든 상태에서 벗어나지 못할 것이라 생각합니다.

우리 몸은 계속 사용하다 보면 조금씩 낡고 고장이 납니다. 혈압을 조절하는 능력이 떨어지면 고혈압이 생기고, 당 조절 능력이 떨어지면 당뇨가 됩니다. 콜레스테롤 조절 능력이 떨어지면 고지혈증이 생기겠지요. 소화와 배변 능력이 떨어지면 변비가 되는 것도 같은 이치입니다. 혈압을 떨어뜨리기 위해 짜고 기름진 것과 당류 섭취를 줄이고, 운동을 열심히 하며, 뱃살을 다 뺀다면 정상 혈압이 될까요? 이런 조절 능력의 차이는 유전적 성향과, 인종, 생활 습관 모두가 관여하는 복잡한 문제이기 때문에 이런 노력을 하더라도 정상에 이르지 못할 수 있습니다. 그렇다면 고혈압 환자들은 계속 혈압이 높은 상태로 살아야 하는 것일까요? 아닙니다. 의학의 발전으로 평생 먹어도 안전한 한두 알의 약으로 혈압을 정상화하여, 고혈압으로 생길 수 있는 심장과 뇌혈관 합병증 등을 예방하며 건강을 유지할 수 있습니다. 약으로 치료하는 것인가요? 아닙니다. 약으로 조절하는 것입니다. 변비를 대하는 자세도 똑같습니다. 오래 먹어도 안전한 약으로 내가 필요한 만큼 조절할 수 있어야 합니다.

혈압약을 약하게 쓰면 혈압이 계속 높을 것이고, 혈압약을 강하게 쓰면 혈압이 떨어져 어지럽고 심한 경우 실신할 수도 있겠죠. 변비약도 그렇습니다. 약이 약하면 변비가 해결되지 않을 것이며, 약이 강하면 설사를 하게 되는 것이죠. 변비약을 사용할 때도 목표를 가져야 합니다. 매일 보는 것이 목표가 아닌, 변 보고 싶은 느낌이 있을 때 편하게 보고 복부 불편감이 없는 정도로 조절하는 것입니다. 어떤 환자들은 제가 처방하는 약을 보면 "이거 써봤는데 전혀 안 들어요"라고 하는 경우가 많습니다. 동일한 약도 다른 약들과 조합해서 사용하고, 약물의 용량에 따라 그 효과가 다르기 때문에 이전 치료했던 경험에 의지해 특정 약이 안 맞는다고 판단하시면 안 됩니다. 대표적인 마그네슘 제제인 '마그밀'의 경우 어떤 사람은 1알만 먹어도 설사를 하지만, 다른 사람은 하루 4알을 먹어도 전혀 변비가 해결되지 않을 수 있습니다.

변비란 낫는 병이 아니기 때문에 제가 처방하는 약들이 변비를 낫게 해드릴 수는 없습니다. 나이가 들면 변비는 점차 악화될 수밖에 없습니다. 식사량도 감소하고, 장도 느려지며, 여러 만성 질환에 의한 영향도 생기기 때문입니다. 그렇다면 약을 줄일 수 있을까요? 아마도 약을 늘리는 것이 맞을 겁니다. 내성이 아니라 변비 자체가 악화되기 때문입니다. 변비약도 평생 써야 할 수 있다는 것입니다. 변비약을 평생 먹어야 할 수 있다고 이야기하면 놀라고 걱정하시는 분들이 유독 많습니다. 고혈압과 당뇨가 있는 경우가 많은데 혈압약을 끊거나 내성 때문에 걱정했던 분은 없습니다. 변비약에 대해 본격적으로 알아보기

전에 잘못된 오해들에 대해 다시 이야기해 드리겠습니다. 대부분의 변비약(처방약)은 평생 먹어도 안전한 편이며, 내성이 생기지 않습니다. 오히려 처방 없이 약국이나 인터넷에서 쉽게 구할 수 있는 자극성 하제나 건강 보조 식품의 알로에 등이 더 위험하고 내성이 생길 수 있는 것입니다. "천연, 한방, 외제"라는 이야기에 혹하지 마시고 꼭 병원에서 진료 후 처방 받도록 하세요.

변비약의 종류에 대해 알아보고 각 타입의 변비에 어떤 약들이 사용되는지 알아봅시다.

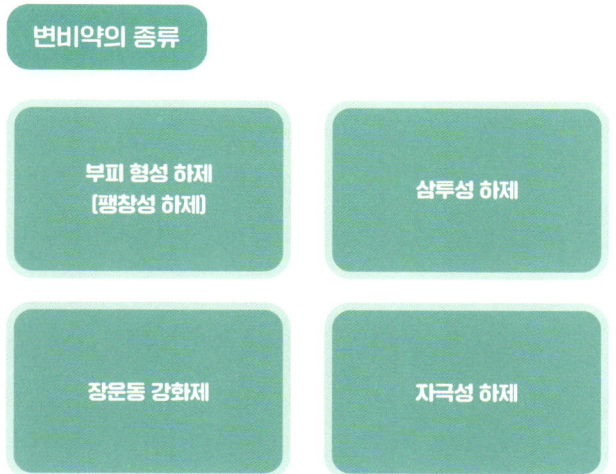

부피 형성 하제(팽창성 하제)

부피 형성 하제는 무엇인가요?

부피 형성 하제는 변의 부피를 늘려주는 식이섬유 제제입니다. 식이섬유를 먹어서 변이 만들어지면, 장은 이를 인식하고 움직여 변을 배출하는 것이죠. 식이섬유는 변 형성의 첫 단추입니다.

부피 형성 하제는 변을 커지게 해 장의 움직임을 촉진하는 가장 생리적인 약제입니다. 가장 중요한 약제인 것이죠. 아무래도 다른 약에 비해 부피가 크고 먹기가 힘들기 때문에 소홀해지기 쉽지만 꼭 챙겨 먹는 것이 좋습니다. 변이 없는데 변이 나올 수는 없습니다. 변이 없는 상태에서 변을 잘 보기 위해서는 다른 약을 강하게 써야만 하며, 약을 강하게 써도 배만 아프고 변은 잘 나오지 않는 일이 많기 때문입니다. 배변을 위해 식이섬유 섭취를 늘리거나 이것이 힘들다면 식이섬유 제제를 기본적으로 드시는 것이 중요합니다.

보통 식이섬유 제제에는 5-10g 정도의 식이섬유가 포함되어 있으며 이는 야채 한 움큼 정도의 양이 됩니다. 식이섬유 제제 두 포를 먹어서 변을 편하게 본다면, 하루에 두 움큼 정도의 야채를 섭취해야 동일하게 변을 편하게 볼 수 있다는 것입니다. 야채가 좋을까요? 식이섬유 제제가 좋을까요? 물론 야채가 맛도 있고, 비타민과 무기질 등 다양한 영양소가 들어 있어 훨씬 몸에 좋을 것입니다. 내가 평소보다 두 움큼 정도의 식이섬유를 섭취할 수 있다면 식이섬유 제제를 먹을 이유가 없는 것입니다. 내가 야채를 먹지 못한다면 식이섬유 두 포를 먹으면 되는 것이고, 적당히 한 움큼 정도 많이 먹었다면 한 포만 먹어도 되는 것이죠.

비타민을 왜 사서 드시나요? 내 몸에 비타민이 부족하다고 생각되니 채워주는 것이죠. 식이섬유 제제도 똑같습니다. 내가 식이섬유 섭취가 부족하니 변비가 심해지고, 이 때문에 여러 문제가 생기니 이를 채워주는 것이라 생각하면 됩니다. 내성이요? 없습니다. 야채를 많이 먹어서 변을 잘 보던 사람이 야채를 안 먹어 변비에 걸린다고 야채에 내성이 생겼다고 하진 않겠죠?

차전자피: 대표적인 식이섬유

부피 형성 하제는 다음과 같은 성분들이 있습니다. 차전자피, 칼슘 카보필, 구아검 등이 대표적입니다. 가장 많이 사용되는 성분은 역시 차전자피입니다. 인터넷에 식이섬유를 검색해 보세요. 대부분의 경우 차전자피를 기본으로 한 식이섬유 제제일 것입니다. 차전자피는 저렴하고 대량 생산이 가능합니다. 변을 형성하는 불용성, 대사적 특성을 보이는 수용성, 물을 흡수하여 젤을 형성하는 점성 모두를 갖추고 있어 변을 크게 만들고 장 건강과 콜레스테롤 및 혈당 관리에도 도움이 되는 식이섬유 성분입니다. 이와 더불어 전세계적으로 대규모 연구를 통해 그 안전성과 효과도 입증되었기 때문에 가장 많이 사용됩니다.

식이섬유	원료	원가(kg 당)	특징
차전자피	차전자피 (plantago ovata)	2-5$	저렴하고 대량 생산 가능. 수용성과 불용성 섬유 모두 제공. 장 건강에 효과.
이눌린	치커리 뿌리	5-15$	프리바이오틱스 역할. 장내 유익균 증식에 효과적이지만, 생산 과정이 복잡해 차전자피보다 비쌈.
구아검	구아콩 (Guar Bean)	4-10$	물에 잘 녹아 점성을 높임. 주로 식품 첨가제로 사용되며, 차전자피보다 기능성이 좁음.

표 9-1 주요 식이섬유

차전자피는 건강 보조 식품과 일반 의약품으로 다양하게 사용됩니다. 집에서도 인터넷으로 쉽게 구입할 수 있다는 것이죠. 이런 차전자피 제제 중에는 보험이 되는 의약품도 있습니다. 주요 성분인 Plantago Seed와 Ispaghula Husk은 차전자(車前子)와 차전자피(車前子皮)이고, 불용성과 수용성 식이섬유를 적절히 포함하여 변비 완화와 배변 활동 개선에 효과적입니다.

차전자피는 건강 기능 식품으로 마트와 인터넷에서도 쉽게 구입할 수 있습니다. 물론 이렇게 구매하는 경우 보험이 되지 않기 때문에 가격이 비싸긴 합니다. 하지만 병원에 가지 않고 쉽게 구매해서 사용할 수 있다는 장점이 있습니다. 건강 기능 식품으로 차전자피를 구매할 때는 꼭 확인해야 하는 것이 있습니다. 가능하면 차전자피 100% 제품으로, 다른 성분, 특히 알로에, 센나, 대황 등의 자극성 하제가 섞이지 않은 제품을 구매해야 합니다. 제품을 돋보이게 하기 위해 여러 성분을 첨가하는데, 성분표를 보시면 거의 대부분(보통 90% 이상) 차전자피이고, 광고하는 성분들은 매우 소량인 경우가 많습니다. 큰 의미가 없을 가능성이 높다는 것이죠. 또한 복용 후 효과가 좋아야 재구매할 가능성이 높아 식이섬유 제제 안에 자극성 하제인 알로에 등을 섞는 경우가 많습니다(인터넷으로 판매되는 제품들을 제가 직접 확인해 보니 30-50%의 제품은 알로에를 함유하고 있었습니다.). 이런 알로에 함유 제품은 구매하지 않는 것이 좋습니다. 후술하겠지만 알로에와 같은 자극성 하제는 필요에 따라 단기적으로 사용해야 하며, 장기적으로 사용하면 안 됩니다.

칼슘 카보필: 변이 뭉치게 하는 식이섬유

5계명 빠른 변비 편에서 소개해드린 칼슘 카보필 제제는 대표적인 식이섬유 제제 중 하나입니다. 전문 의약품으로 병원에서만 처방이 가능합니다. 칼슘으로 만들어진 식이섬유로서 장내에서 변을 만드는 핵으로 작용하고, 주위의 수분을 흡수해 부피를 늘려주는 부피 형성 하제로 많이 사용됩니다. 변을 많아지게 하는 특성이 있지만 주위 물을 잘 흡수하여 변이 묽게 풀어지는 것을 막아 변의 질을 좋게 합니다. 칼슘이 포함된 약이기 때문에 고칼슘혈증 환자 또는 신장질환, 신장 결석 등의 문제가 있는 환자들은 복용하면 안 됩니다. 이런 칼슘 카보필 제제는 차전자피와 달리 알약 형태로 존재하여 복용이 쉬운 장점이 있으나 알약이 좀 큰 편으로 알약을 잘 삼키지 못하는 분은 복용이 힘들 수 있습니다. 칼슘 카보필 제제는 변을 늘리지만 물을 흡수해 뭉쳐지게 하는 특성이 강하여 변이 단단한 환자가 복용하면 변이 더 크고 단단해질 수 있습니다. 저는 보통 단단한 변비의 경우 차전자피 제제를 처방하고, 변이 묽어서 불편한 빠른 변비나 묽은 변으로 실금이 발생하는 환자에게는 칼슘 카보필 제제를 일차적으로 사용합니다.

구아검. 검인가요?

요즘 떠오르는 식이섬유 제제가 있습니다. 바로 구아검입니다. 구아검은 구아콩 추출물로서 정식 명칭은 구아검 가수분해물(PHGG)이라고 합니다. 구아검은 수용성, 점성, 발효성 특징을 지닌 식이섬유입니다. 수용성-불용성 스펙트럼표를 보면, 차전자피보다 수용성에 가까워 단쇄 지방산 형성, 혈당과 콜레스테롤 감소, 높은 보수성의 특징을 보입니다. 하지만 차전자피보다는 변을 형성하는 불용성 특징은 적다고 할 수 있습니다. 그래도 포드맵 성분이 적어 가스 생산이나 복부 불편감을 일으키는 일도 적다는 장점이 있습니다. 구아검에 대해서도 차전자피처럼 많은 연구들이 이루어졌고, 변비 및 과민성에서도 효과적으로 사용할 수 있다는 효능을 확인할 수 있었습니다. 더 많은 연구가 이루어진다면, 차전자피와 더불어 가장 효과적으로 배변 관리를 위해 사용할 수 있는 식이섬유가 될 것입니다. 구아검 역시 구매하실 때는 가능하면 자극성 효과를 지닌 성분이 포함되지 않은 구아검 100% 제품을 선택하는 것이 좋겠습니다.

	수용성			불용성	
분류	저분자 식이섬유	저항전분			고분자 식이섬유
장점	비점성	점성	점성	-	-
장점	유산균 증식에 매우 뛰어남	장 내 세균 총 증식, 혈당, 콜레스테롤 감소, 완화 효과, 높은 보수성	변비에 가장 뛰어남	변비에 좋은 효과, 대장 통과시간 가속	변비에 좋은 효과, 대장 통과시간 가속, 가스생성 적음
단점	고 포드맵이라 가스 많음, 완화 효과 거의 없음	가스생성	가스생성	가스 생성	장 내 세균 영양 적음
성분	갈락토올리고당, 프락토올리고당 (Prebiotics)	저항전분, 펙틴, 구아검, 이눌린	차전자피, 아스파굴라, 귀리	밀기울, 리그닌, 과일, 채소	셀룰로스, 메틸셀룰로스
음식	콩류, 견과류, 밀, 호밀, 양파, 마늘, 아티초크	콩, 호밀빵, 보리, 미숙 바나나, 메밀가루, 감자, 밥	씨앗 차전자, 귀리	야채, 과일, 밀기울, 통곡물, 호밀, 현미 등, 퀴노아, 아마씨	고섬유질 곡물, 견과류, 씨앗, 식물의 줄기 껍질

표 9-2 **수용성-불용성 스펙트럼**

삼투성 하제

삼투성 하제는 부피 형성 하제와 더불어 가장 많이 사용되는 약제입니다. 삼투성 하제는 장 속에서 잘 흡수되지 않고, 장 안에 남아 높은 농도로 존재합니다. 이렇게 농도가 높아지면 장 바깥쪽에 있던 물이 삼투압 효과로 장 안으로 끌려 들어오게 되죠. 이 과정에서 장 안에 물이 많아지면서 대변이 부드러워지고 배변이 편해집니다. 이런 삼투성 효과를 통한 변의 묽어짐은 우리가 흔히 먹는 음식에서도 생길 수 있습니다. 대표적인 경우가 우유입니다. 성인의 70-80%는 우유의 유당 성분을 흡수하지 못하는 유당불내성을 갖게 됩니다. 이 경우 우유를 먹으면 유당을 흡수하지 못하고, 이는 장내에 남아서 장 안의 삼투압을 높여 수분 저류를 일으켜 변이 묽어지게 되는 것이죠. 우유를 먹어서 변이 묽어지고 설사를 하는 것은 내성이 생기지 않습니다. 나이를 먹어도 우유를 먹으면 설사하게 되는 것이죠. 따라서 약으로 판매되는 삼투성 하제들도 내성이 생기지 않고 장기간 사용해도 안전합니다. 단지 과하게 사용할 경우 다른 문제가 발생할 수도 있습니다. 마그네슘 제제의 경우 다량 사용시 고마그네슘혈증이 발생할 수 있어 적정량을 사용해야 하며, 삼투성 하제를 다량 사용해 설사를 하는 경우 전해질 불균형 등의 문제가 발생할 수 있어 변을 부드럽게 하는 정도로 조절해서 사용해야 하는 것입니다.

부피 형성 하제가 기본적인 변의 양을 보장하는 기저 효과를 지닌다면 삼투성 하제는 변의 양을 충분히 늘린 후 변의 단단함을 조절하는 역할을 합니다. 삼투성 하제는 안전하며 내성이 없고, 보험이 적용되는 제품의 경우 가격도 매우 저렴합니다. 더욱이 사용 편의성도 높아서 환자가 쉽게 조절하여 사용할 수 있습니다.

마그네슘 제제

대표적인 삼투성 하제는 마그네슘 제제입니다. 삼투성 하제로 가장 많이 사용되는 성분으로 환자분들도 그 이름을 알고 계신 경우가 많습니다. 변비라고 하면 "마그밀", "신일엠", "마그오", "산화마그네슘정" 등을 일차적으로 처방 받는 경우가 많습니다. 이런 마그네슘 제제는 하루 한 알부터 5-6알까지도 복용하지만, 다량 복용 시 발생할 수 있는 고마그네슘혈증의 위험으로 4알 이상 처방하는 일은 거의 없습니다. 신장 질환이 있는 경우 신장에서 배설이 잘 안 되면 이런 합병증의 발생이 높아질 수 있어, 이런 경우 마그네슘 제제보다는 락툴로오스 제제를 선택하게 됩니다.

마그네슘 제제는 알약의 크기가 작고, 변에 따라 1-4알까지 쉽게 환자가 조절할 수 있다는 장점이 있습니다. 변이 묽어지게 되면 마그네슘 제제를 줄이고, 단단해지면 늘리라고 설명만 해드려도 대부분 변 상태에 따라 본인이 조절할 수 있게 됩니다.

락툴로오스

락툴로오스(Lactulose)는 합성 이당류로, 갈락토스(Galactose)와 프럭토스(Fructose)가 결합된 화합물입니다. 이는 자연적으로는 존재하지 않으며, 주로 약용 목적으로 합성됩니다. 다른 삼투성 하제와 동일하게 장에서 소화되지 않고 대장으로 직접 이동하며, 대장 내 세균에 의해 분해되어 유기산을 생성하며 여러 가지 효과를 냅니다. 이 유기산은 대장의 산도를 낮추고, 삼투압 효과를 통해 장내로 물을 끌어들여 변비를 완화하며, 암모니아를 대변으로 배출하는 작용을 통해 혈중 암모니아 수치를 낮춰 간성 혼수 치료에도 사용합니다. 락툴로오스는 안전성이 높고 부작용이 적어 임산부와 어린이도 사용 가능하며, 투석 환자에게도 일차적으로 사용하는 삼투성 하제입니다.

락툴로오스도 안 좋은 점이 몇 가지 있습니다. 첫째는 복약 순응도입니다. 너무 달아서 먹기 힘들어하고 구역질을 하는 분도 많이 있습니다. 당뇨가 생기는 것이 아닌지 걱정하는 분도 많은데요. 락툴로오스는 흡수가 되지 않도록 합성된 이당류로서 장내에서 흡수되지 않아 혈당을 올리지는 않습니다. 또한 장내 세균의 발효 작용을 거치며 가스를 형성하여 복부 팽만감이 마그네슘 제제에 비해 심한 편입니다.

임상적으로 가장 많이 사용되는 제품은 "듀락칸이지시럽"입니다. 보통 마그네슘 제제 한 알과 락툴로오스 제제 한 포의 효과는 거의 비슷한 것으로 여겨집니다. 신장 질환 등이 없으면 더 싸고 먹기 쉬우며 불편도 적은 마그네슘 제제를 선택합니다. 임산부, 신장 질환자, 고령자 등에게는 락툴로오스 제제를 선택합니다.

PEG 제제

PEG(Polyethylene Glycol)은 삼투성 하제 중 가장 강력한 효과를 지닙니다. PEG 성분이 가장 많이 사용되는 것은 변비약이 아닌 대장 내시경 하제입니다. 장내에 있는 변을 다 쓸어버릴 정도로 강력한 효과를 지닌 약제입니다. 하지만 PEG는 장에서 흡수되지 않아 전신적인 부작용이 거의 없습니다(그래서 내시경 하제를 다량 사용할 수 있는 것입니다.). 임산부, 노약자, 어린이에게도 안전하게 사용할 수 있으며(투석을 하는 환자들도 동일한 용량을 복용합니다.), 장기간 사용해도 효과가 지속되고 내성이 생기지 않는 것으로 알려져 있습니다. 물이나 음료에 녹여 복용할 수 있어서 사용이 간편하고 복약 순응도도 좋은 편입니다.

PEG는 락툴로오스와 달리 장내 유익균에 의해 발효되지 않아 장내 가스를 거의 발생시키지 않고 복부 팽만감이나 불편함이 적습니다. 일반 의약품으로 약국에서 처방전 없이 구매할 수도 있습니다. 대표적인 약제로는 "폴락스", "마이락스" 등이 있습니다. 단점으로는 비보험 약제로서 가격이 비쌀 수 있으며, 효과가 강해서 설사가 발생할 수 있고, 약을 조절하기 힘들다는 것입니다. 제가 사용해 보면 보통 마그네슘 제제 4알과 PEG 제제 한 포의 효과가 비슷하게 느껴집니다. 가격 문제 때문에 우선 보험이 되는 약제를 사용하고, 조절이 안 되는 경우 하루 1-2포를 추가하여 드시는 방향으로 처방을 하게 됩니다. 마그네슘 제제는 변의 단단함에 따라 1-4알 정도로 조절하기 쉽지만 PEG는 물에 타서 먹기 때문에 하루에 한 포 혹은 2-3일에 한 포 혹은 하루에 반 포 정도로 조절을 하게 되며, 변의 단단함에 따라 미세하게 조정하기에 적합하지 않습니다.

장운동 강화제

장운동 강화제는 일반적인 변비 치료에 사용하지 않으며, 서행성 변비가 의심되거나, 보험이 되는 부피 형성 하제와 삼투성 하제를 사용한 후에도 증상의 호전이 없는 경우 사용합니다. 변비 클리닉에서는 이러한 약물 선택을 위해 대장 통과 시간 검사를 시행하고 있습니다. 대장 통과 시간 검사에서 장내 표지자가 많이 남아 있거나, 장이 많이 늘어나고, 변이 잘 빠지지 않고 다량 장내에 남아 있는 환자의 경우 장운동 강화제를 사용하게 됩니다. 서행성 변비 환자의 경우 식이섬유를 다량 섭취하는 경우 장내에 변이 점차 쌓이고 장이 늘어나 기능을 상실할 위험이 있어, 식이섬유는 줄이고 장운동 강화제와 삼투성 하제를 늘리는 것을 원칙으로 합니다. 고령자가 많아지고, 파킨슨병 등 신경과 질환이 점차 증가하며 서행성 변비가 늘고 있어 장운동 강화제 사용은 점차 늘어나고 있습니다.

장운동을 강화하는 약제로 위장관 운동 조절과 관련된 대표적인 신경 전달 물질에는 아세틸콜린, 도파민, 세로토닌(5-hydroxytryptamin, 5-HT) 등이 있습니다. 부작용과 효과 등의 문제로 현재 변비 치료에는 대부분 세로토닌 관련 약제가 사용되며, 모사프라이드, 프루칼로프라이드 제제가 대표적입니다. 가스모틴, 모티리톤 등 모사프라이드 제제, 모비졸로, 루칼로, 레조트론, 레졸로 등 프루칼로프라이드 제제가 대표적입니다.

두 성분은 각각 작용하는 세로토닌 수용체(몸의 장기마다 이런 세로토닌 수용체의 타입이 다릅니다.)의 차이로 모사프라이드 제제는 주로 위 배출 장애와 기능성 소화 불량 등에 사용되며, 프루칼로프라이드 제제는 만성 변비의 치료에 사용됩니다. 두 약제 모두 심장이나 뇌에 있는 세로토닌 수용체에는 영향을 거의 미치지 않기 때문에 안전하게 장기적으로 사용이 가능합니다. 약제의 안전성과 내성에 대한 여러 연구에서도 장기 사용이 효과적이며, 내성 발생 위험이 낮음을 시사하는 결과들이 도출되었습니다. "모비졸로"라는 급여 가능 약제가 있으나 급여 조건이 매우 까다롭습니다. 보통 '약값 환자 100% 부담'으로 처방하게 되며 1알당 100원 정도입니다. 다른 프루칼로프라이드 제제는 비급여로서 가격이 비쌀 수 있습니다.

각 타입의 변비에 따라 어떤 약물을 선택해야 하나요?

저식이 변비: 변을 늘려주면 됩니다. 부피 형성 하제를 사용하게 됩니다. 부피 형성 하제를 사용한 후에도 변이 단단하다면 삼투성 하제를 사용해서 변의 단단함을 조절합니다.

서행성 변비: 저식이 변비로 생각하고 부피 형성 하제를 사용시 심한 불편감과 대장 통과 시간 검사상 다수의 표지자, 장의 늘어남 등이 확인될 수 있습니다. 이 경우 식이섬유 제제는 줄이거나 끊고, 장운동 강화제 및 삼투성 하제를 강하게 사용합니다. 서행성 변비의 약물 조절은 매우 중요합니다. 사용한 약이 잘 듣지 않는 경우 자극성 하제를 사용하거나 대장 내시경 하제를 처방하기도

합니다. 대장·직장암 등의 기저 문제가 있을 수 있어, 이 경우 환자에게 발생할 수 있는 중대한 합병증에 대해 꼭 설명하고 대처하도록 합니다. 약은 우선 강하게 사용하여 장을 비운 후 천천히 줄여 나가는 방식으로 사용합니다.

빠른 변비: 변을 뭉쳐지게 해야 합니다. 부피 형성 하제 중 칼슘 카보필 제제는 변을 늘리면서 뭉쳐지게 만들어 변비도 잘 안 생기고 변의 질을 좋게 해줄 수 있습니다. 여기에 더해 장운동 저하제(장을 느리게)를 추가로 사용할 수 있습니다. 간혹 장내에 변이 가득 차는 서행성에서도 변이 찔끔찔끔 밀려나오는 변비(overflow)가 있을 수 있어 대장 통과 시간 검사를 진행하는 것이 좋습니다.

강박성 변비: 변을 부드럽게 하고 양이 많아지게 하는 데 집중합니다. 변이 많아져야 변의를 더 느낄 수 있게 되고, 이때 변이 부드러워야 자연스럽게 배변이 가능해집니다. 변이 단단할 때는 식이섬유 및 삼투성 하제를, 변이 묽은 경우에는 칼슘 카보필 제제를 주로 사용합니다.

과민성 변비: 가장 까다롭습니다. 변비, 설사에 따라 약의 사용은 달라집니다. 변은 우선 좋게 만들어야 합니다. 변이 단단할 때는 소량의 식이섬유(다량 사용 시 가스로 인한 팽만이 너무 심해집니다.) 및 삼투성 하제로 조절하고, 장의 감각 문제가 심한 경우 장운동 강

화제와 항불안제(항우울제)를 사용합니다. 변이 묽은 경우 칼슘 카보필 제제 및 장운동을 조절하기 위한 약제를 사용하게 됩니다.

자극성 하제

변비약에는 여러 종류가 있는데 꼭 알아야 하는 것은 자극성 하제입니다. 약국에서 쉽게 구할 수 있는 둘코락스나 메이킨 등의 비사코딜 제제, 건강 보조 식품에 제한 없이 넣을 수 있는 알로에, 한약이나 약제 그리고 변비차에 들어가는 센나 등이 그렇습니다. 이런 자극성 하제는 장을 자극하여 설사를 일으켜 오히려 복부 불편감을 만들 수 있으며, 장기간 사용 시 장이 자극에 둔감해지기 때문에 무력증에 빠질 수 있고, 대장에 색소가 침착하는 대장 흑색증이 발생할 수 있습니다.

또한 자연스럽게 변이 보고 싶은 느낌을 느끼고, 배변을 하게 되는 정상 배변과 달리 설사를 하게 됩니다. 이렇게 설사한 후에는 장이 비어 버리게 되기 때문에, 2-3일 이상 변이 안 나올 수밖에 없습니다. 환자는 이 2-3일을 참지 못하고, 불안감에 다시 자극성 하제를 사용해 설사를 하게 됩니다. 변비가 심해졌다가 설사를 해서 빼내는 과정이 반복되며 정상 배변의 과정이 더욱 힘들어지게 되는 것입니다. 이런 식으로 사용하다 보면 내성, 변 소진(변이 부족함)으로 점차 변이 안 나오게 되며, 이로 인해 더 강한 약으로 오남용을 하다 병원에 오는 경우가 많아집니다. 더 쉽게 구할 수 있어 더 위험한 변비약 '자극성 하제'에 대해서 좀 더 자세히 알아보겠습니다.

자극성 하제를 사용하던 분에게 왜 병원에서 약을 처방 받지 않냐고 물어보면, "양약은 내성이 생길 것 같아서 생약으로 먹어요. 천연에서 나온 게 좋은 거 아니에요? 약보다는 건강 보조 식품이 순하고 안전한 거 아닌가요?"라고 대답하시는 분들이 많습니다. 양약도 천연에서 추출한 성분이 많이 있습니다. 예를 들어서 아스피린 같은 경우에 버드나무 껍질에 함유되어 있었던 살리실산을 추출하고 부작용을 줄이기 위해서 화학적인 작용을 해서 만들어진 것이고, 페니실린(항생제) 같은 경우도 푸른 곰팡이에서 유래된 물질을 약으로 만든 것입니다. 양약도 천연에서 유래된 성분이 많고 거기에 뺄 건 빼고 더할 건 더해서 (즉 부작용 성분은 줄이고, 효과는 더 농축하는 것입니다) 만들어집니다. 여러분, 천연이라고 다 좋은 것은 아닙니다. 독버섯도 천연에서 나오지 않습니까? 천연에서 나왔다고 다 안전한 것은 아니라는 거죠. 건강 기능 식품은 순하고 안전할까요? 건강 기능 식품은 약제에 비해 승인되는 과정이 매우 간단하며 허술한 경우가 많습니다. 약효가 좋고 안전함이 입증된 것은 약제로 분류되며 이런 효과가 뛰어난 것들은 보험이 됩니다. 약제로 개발되는 양약들은 사용 전에 대규모 임상 시험을 통해 어떤 부작용이 생길 수 있는지 확인하고, 어느 정도 용량을 사용하는 것이 적절한지 검사하며, 위험성이 높을 때는 생산과 사용이 중지됩니다. 오히려 더 안전하다고 볼 수 있는 것이죠(물론 약물 사용이 꼭 필요해서 사용되는 건 당연히 전문 의약품이기 때문에 의사의 지도 하에 처방하게 되는 것입니다.).

비사코딜(Bisacodyl)

그럼 우리가 병원에서 진료를 보지 않고 쉽게 구할 수 있는 약들은 어떤 게 있고 어떤 위험성이 있는지 알아보도록 하겠습니다. 제일 대표적으로 많이 쓰는 성분이 비사코딜입니다. 선전도 많이 하는 제품들입니다. 메이킨, 둘코락스, 둘코락스 좌약이 대표적이며, 멋진 이름으로 포장되어 있는 경우들이 많습니다. 그래서 이 "비사코딜(Bisacodyl)"이라는 성분명을 꼭 기억하셔야 합니다.

페놀프탈레인은 현재는 발암 물질로 알려져 있어서 약재로는 전혀 사용이 되지 않습니다. 예전에 한 와인 생산지에서 와인의 색깔이 옅어지는 일이 발생했고, 색깔을 어떻게든 보존하기 위해서 페놀프탈레인을 첨가했다고 합니다. 그걸 먹은 많은 사람이 심한 설사에 시달렸다고 합니다. 뉴욕의 자치구인 브루클린에 거주하던 막스 키스라는 사람은 이 사건을 보고 페놀프탈레인에 초콜릿을 섞어서 '보보스'라는 변비약으로 판매하기 시작했습니다. 설사를 일으키는 약으로 처음 사용하게 된 거죠. 몇 년 전에도 '다이어트 차로 판매되던 베트남 바이앤티에 발암 물질이 가득 차 있다'라는 뉴스가 보도된 적이 있어요. 이 다이어트 차에 섞여 있던 것이 페놀프탈레인 성분이었다고 합니다. 비사코딜은 이런 페놀프탈레인과 비슷한 구조이나 암을 발생시킬 수 있는 부분을 제거하고, 장을 자극하는 부분을 남긴 약제라고 생각하시면 됩니다.

센나(Senna)

두 번째는 센나 성분입니다. 한방 변비약이나 환 제제에 많고, 변비차로 알려진 대부분의 제품에는 센나 성분이 함유되어 있습니다. 약국에서 판매하는 변비를 해결해 줄 것 같은 이름을 가진 약제나 요구르트 등에는 대부분 센나가 함유되어 있다고 생각하시면 됩니다. 식이섬유에 센나를 섞어서 판매하는 경우도 많습니다. 아락실, 루비락스과립, 변통과립, 미네르바과립 등 자칫 보면 식이섬유로 보이지만 센나가 섞인 제품들입니다. 식이섬유 3-5g 먹는다고 몇 시간 안에 변을 본다는 것은 좀 이상한 일이지요? 그렇습니다. 자극성 하제가 함유되어 있다는 것을 잊으면 안 됩니다.

센나 나뭇잎의 센노사이드는 비사코딜과 동일하게 장을 자극하는 성분입니다. 이런 센노사이드는 대장 세포의 자기 사멸(apoptosis)을 유도할 수 있다고 연구되었으며, 대장의 점막이 검게 변하는 대장 흑색증을 유발하게 됩니다. 장의 신경세포 변질을 초래하여 장운동에 문제를 일으킬 수 있어 장기간 사용을 피해야 합니다. 이런 센나 성분의 위험성 때문에 현재는 건강 보조 식품에는 사용할 수 없고 약국에서만 판매가 가능하게 되었습니다.(이전에는 건강 보조 식품으로도 사용되었다는 이야기입니다.).

"천연, 건강 보조 식품 알로에"
속지 마세요. 자극성 하제입니다. 정말 조심해야 합니다.

변비 때문에 알로에를 먹고 오는 환자들은 정말 많습니다. 환, 액상, 식이섬유에 함유되어 다양하게 팔리고 있습니다. 식이섬유를 사려고 검색하여 나온 제품들의 성분을 꼼꼼히 보면 거의 절반 정도의 식이섬유 제품에는 알로에가 섞여 있습니다. 센나가 건강 보조 식품에 사용되지 못하는 지금은 알로에가 가장 대표적인 자극성 하제라고 생각하시면 됩니다. 센나와 동일하게 대장 흑색증을 유발할 수 있다고 알려져 있습니다.

식이섬유 제제는 시중에 워낙 많은 제품들이 있기 때문에, 잘 팔리기 위해서는 효과가 빠르고 확실해야 합니다. 이런 빠른 효과를 위해 자극성 하제인 알로에를 넣게 됩니다. 식이섬유를 판매하는 회사에선 오히려 알로에를 넣어 빠른 효과를 보이는 것을 자랑하기도 합니다. '우리 제품을 먹으면 10분에서 1시간 안에 당신은 변을 보게 될 겁니다!' 이건 매우 위험한 것입니다. 식이섬유 5-10g 먹었는데 한 시간 안에 변 보러 가는 게 정상은 아니겠죠? 이런 마케팅을 하고 있는 제품이라면 특히 더 위험하다고 생각하시고 피해야 합니다.

한국소비자원의 2021년 8월 30일자 보도자료("알로에 전잎 건강기능식품, 장기간 섭취에 주의해야")에 따르면, 알로에 전잎의 기능 성분인 바바로인은 1-2주 이상 장기 섭취 시 부작용이 발생할 수 있음에도 유통 제품의 대부분이 30일 이상 섭취 분량으로 판매되고 있는 실정이라고 합니다. 세계보건기구나 유럽 의약품 모노그래프에서는 1일 허용량(10~30mg) 기준으로 1-2주 이내로 복용 기간을 제한하고 있습니다. 하지만 우리나라에는 관련된 표시 규정이 없어서 장기 섭취를 제한하는 주의 문구가 표시되어 있지 않고, 오히려 식물 성분임을 강조하여 장기간 섭취해도 문제가 없다고 표시하고 광고하는 경우까지 있는 것으로 알려졌습니다. 한국의 알로에 사용 제한은 점차 변화될 것입니다. 하지만 그전까지는 여러분들이 항상 알로에 성분이 함유되어 있는지를 확인하는 게 중요하겠습니다.

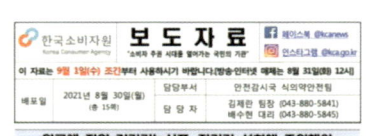

그림 9-1 한국소비자원 보도자료

생약? 천연 건강 보조 식품이 안전하다고?

지금까지 자극성 하제에 대해 알아보았습니다. 저도 자극성 하제를 자주 사용합니다. 변비가 심한 환자에게 대장 내시경 장정결을 시도할 때, 정말 심한 변비여서 일단 장을 비워야 할 때, 다른 약을 시도한 후에도 빠른 효과가 없을 때 단기적으로 사용합니다. 자극성 하제는 효과도 빠르고, 단기 사용 시에는 전신적인 작용이 없어 부작용도 적기 때문입니다.

하지만 장기간 사용 시 대장 무력증이나 대장에 색소가 침착하는 대장 흑색증이 발생하거나, 정상 배변 과정의 실조, 변이 소진되며 점점 더 약을 오남용하게 되는 임상적 결과가 발생할 수 있습니다. 단기적으로 사용하는 것이 아닌 경우 꼭 변비 전문 병원에서 의사와 상의하여 사용해야 합니다.

민간요법의 위험성

먼저 푸룬 주스를 알아보겠습니다. 푸룬 주스는 건자두를 이용해 만든 주스로 이를 먹고 "쾌변했다"거나 심지어 "설사하고 난리 났다"는 얘기를 인터넷에서 많이 들어보셨을 겁니다. 신기하게도 푸룬주스에는 자극성 하제 성분이 함유되어 있지 않습니다. 대신 솔비톨이라는 성분이 다량 함유되어 있다고 합니다. 이는 장에서 흡수가 안 되고 대장으로 삼투 작용을 통해 변을 묽게 만듭니다. 삼투성 하제와 같은 역할을 한다고 생각하시면 됩니다. 푸룬(건자두)는 식이섬유 함유량이 매우 높은 식품이지만 이를 걸러서 만든 푸룬 주스는 식이섬유 함유량이 그렇게 많지 않다는 사실도 잊지 마세요. 우리가 진료 후 처방받을 수 있는 삼투성 하제와 비슷한 효과라고 본다면, 보험 적용이 되어서 훨씬 싼 가격에 살 수 있고 양을 조절해 변을 쉽게 조절할 수 있는 약제를 선택하는 것이 어떨까요?

그리고 피마자유(Castor Oil)라는 것도 있습니다. 서양에서는 옛날부터 많이 썼던 민간요법입니다. 여기 들어 있는 리시놀레산이 소장을 자극해서 설사를 일으키는데, 이건 일종의 자극성 하제입니다. 지금은 더 안전하고 좋은 약들이 많으니까 굳이 이걸 쓰실 필요는 없을 것 같습니다.

변비를 해결하기 위해 꿀을 많이 드시는 분들도 있습니다. 꿀을 많이 먹으면 흡수되지 않고 남은 당분이 삼투압 효과로 물을 끌어들여 변을 묽게 만들 수 있습니다. 하지만 꿀을 너무 많이 먹으면 비만이 되거나 가스가 차서 배가 더 불편할 수 있기 때문에 꿀로 변비를 해결하려는 건 별로 추천하지 않습니다.

요즘 매스컴을 통해 많이 알려진 여러 디톡스 치료법들이 있습니다. 숙변을 제거하고 독소를 없애 대장을 건강하게 만든다고 선전하며 판매되는 건강 보조 식품들입니다. 이와 관련하여 먼저 말씀드리고 싶은 것이 한 가지 있습니다. 대장 내에는 숙변이라는 것이 따로 존재하지 않는다는 점입니다. 우리가 한 번 배변할 때 대장 전체에 차 있던 변이 모두 배출되는 것이 아니라, 대장의 끝부분(에스자 결장과 직장)에 차 있던 변 일부만이 배출됩니다. 변은 계속 생성되고 이동하며, 그중 일부만 배출되고 다시 차는 과정이 평생 반복되는 것입니다.

숙변을 제거한다고 주장하는 디톡스 약제들 중에는 알로에와 같은 자극성 하제 성분이 포함된 경우가 많습니다. 이는 실제로 장내 독소를 제거하는 것이 아니라, 단순히 자극성 하제를 통해 설사를 유발하는 효과에 불과합니다. 이런 배변 방식은 장과 항문의 건강에 오히려 해로울 수 있습니다. 따라서 이러한 디톡스 제품을 반드시 사용해야 한다면, 전문가와 상의 후 신중히 결정하시길 권장합니다.

이런 민간 제품들이 일시적으로는 도움이 될 수 있지만, 부작용이나 비용을 생각하면 오래 쓰는 것은 좋지 않습니다. 차라리 설사나 복통 없이 편하게 배변을 도와주는 의학적으로 검증된 약제를 꾸준히 쓰는 게 더 낫다고 생각합니다.

마지막으로

지금까지 변비약에 대해 알아보았습니다. 변비약은 내성이 생기고 위험한 약이 아닙니다. 혈압약처럼 질환을 완치하는 약은 아니지만 증상을 조절하는 약입니다. 중요한 것은 오랫동안 안전하게 사용할 수 있는 약을 통해 변비를 효과적으로 관리하며, 스스로 약의 용량을 조절할 수 있는 능력을 기르는 것입니다. 이를 위해 식이 요법, 운동, 수분 섭취, 배변 습관 교정을 지속적으로 실천하며 약물 의존도를 줄여나가는 것이 변비 치료의 가장 중요한 원칙입니다.

변비약을 무조건 피하기보다는, 나의 상황에 맞춰 적절히 사용한다면 삶을 좀 더 편안하고 즐겁게 만들 수 있습니다!

> 10계명

변비는 결국
항문 질환으로 이어집니다

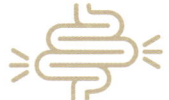

대부분의 항문 질환은 잘못된 배변과 깊은 상관 관계가 있습니다. 오랜 배변 시간, 힘 주기, 단단한 변, 관장 및 파내기 등으로 변비인의 항문은 쉴 날이 없습니다. 변비 자체는 어떻게든 먹는 것을 신경 쓰거나, 주위에서 쉽게 구할 수 있는 건강 기능 식품, 유산균, 자극성 하제, 민간요법 등으로 간신히 버팁니다. 하지만 계속해서 항문에 가해진 스트레스로 인해 점차 항문 질환이 악화되고, 결국 심한 항문의 통증, 다량의 출혈, 배변 시 튀어나와서 들어가지 않음 등 항문의 불편감이 악화되어 병원에 내원하게 되는 경우가 많습니다. 항문 질환의 악화 원인이 된 변비 자체보다는 항문 질환에 의한 불편으로 내원하는 경우

가 더 많은 것이죠. 간혹 치질이 심하지 않은 분들도 내원하여 이렇게 말하곤 합니다. "치질이 나와서 변이 안 나오는 것 같아. 수술 좀 해줘." 해결이 안 되는 변비가 겉으로 드러나는 항문 질환에 의한 것으로 생각하게 되는 것이죠.

그렇다면 치질 수술을 하면 변비가 좋아질까요? 이제 주요 항문 질환과 변비와의 상관 관계를 알아보고 어떻게 치료를 하는 것이 좋을지 알아보겠습니다.

치질(치핵) 수술해야 하나요?

'치질'이란 '항문의 질환'을 통칭하는 것으로 원래 치핵(혈관의 부품), 치열(항문의 찢어짐), 치루(항문의 염증성 질환) 등을 모두 일컬어 말하나, 일반적으로 치질이라고 할 때는 치핵성 질환(항문의 혈관 조직이 부풀어 불편을 끼치는 질환)을 말하게 됩니다.

치핵의 증상은 다음과 같습니다. 혈관이 부풀며 항문 밖으로 나오기 시작하면, 배변 시 나왔다 저절로 들어가거나(2도), 나와서 손으로 넣거나(3도), 나와서 들어가지 않고 심한 통증을 일으키기도 하며(4도), 똑똑 떨어지거나 휴지에 묻는 출혈부터 시작해서 심각한 빈혈을 초래하고, 물총 쏘듯이 피를 쏘는 출혈을 일으키기도 합니다. 치핵은 원래 통증이 없는 튀어나옴이나 출혈이 주증상이지만, 갑작스럽게 내부의 혈관이 터지는 경우 심각한 부종 및 통증을 일으키기도 합니다.

이를 혈전성 치핵이라고 합니다.

　치핵 조직은 누구나 필요해서 가지고 태어나는 혈관으로 이루어진 조직입니다. 정상 조직인 것이죠. 항문관 내부에서 부풀어 올라 쿠션의 역할을 하며, 항문관 내부를 채워 실금 등이 발생하지 않도록 하는 조직입니다. 그런데 이런 치핵 조직을 오래 쓰게 되면 이 혈관이 점차 부풀어 오릅니다. 변을 볼 때 힘을 주는 것은 마치 입으로 풍선을 부는 것과 비슷한 것이지요. 이 혈관 풍선 조직은 점차 부풀어 올라 항문 밖으로 돌출되며, 한 번 나오기 시작한 치핵 조직은 이를 고정하던 결체 조직이 점차 헐거워지면서 더 돌출하게 됩니다. 쓰면 쓸수록 나이가 들면 들수록 점차 악화될 수밖에 없는 것이죠. 마치 우리가 눈을 오래 쓰다 보면 노안이 생기고, 더 오래 쓰면 백내장이 생기고, 무릎을 오래 쓰면 관절염이 생기는 것과 동일한 이치라고 생각하면 됩니다. 노화성, 퇴화성 질환인 것이죠. 30-50년 정도를 사용하면 불편을 끼칠 정도로 치핵 조직이 변형되고 이제 불편한 증상이 생기기 시작합니다(그전까지는 통증이나 증상이 전혀 없을 수 있습니다.). 피가 나거나, 배변 시 튀어나와서 손으로 집어 넣어야 하거나, 심하게 붓다가 내부의 혈관이 터지며 심한 부종과 통증을 일으키는 혈전성 치핵을 만들기도 합니다.

| **치핵이란?** 정상적으로 존재하는 항문의 혈관 쿠션 조직
| **치질이란?** 관절염, 백내장 같은 일종의 노화성 질환. 계속 사용하며 풍선처럼 부풀어 올라 낡고 늘어져 버린 혈관조직

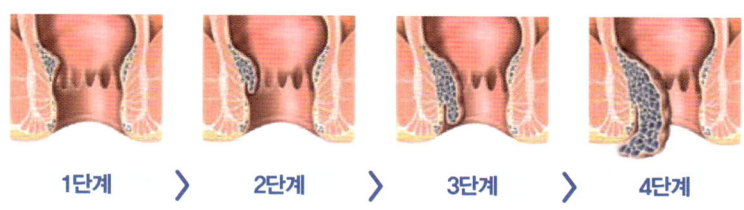

그림 10-1 치핵과 치질

우리가 표정을 계속 짓다 보면 주름이 점점 깊어지는데 약을 먹는다고 주름이 펴지지는 않는 것처럼, 약을 먹는다고 이 구조적으로 변한 치핵 조직을 없앨 수는 없습니다. 이미 낡고 늘어진 조직을 젊을 때로 돌릴 수는 없는 것입니다. 구조적 변화로 인해 반복해서 불편한데 없어지지 않는다면 어떻게 해야 할까요? 네, 맞습니다. 수술로 불편을 끼치는 부위들을 제거하게 되는 것입니다.

반대로도 생각해 볼까요? 치핵은 절대로 암이 되지 않습니다. 피가 엄청나게 나지 않는 이상 치핵 때문에 죽을 일은 없다는 것이죠. 그렇다면 치핵이 1년에 딱 하루 이틀 불편을 끼친다면? 수술하시겠습니까? 저라면 수술하지 않을 것 같습니다. 하지만 10여년쯤 항문을 더 쓰니 이제는 한달에 1주일은 피가 나고, 가끔 심한 출혈을 일으키기도 하며, 매일 변 볼 때마다 집어 넣어야 하거나, 쪼그려 앉기만 해도 쑥 나와서 어디 가서 몰래 집어 넣어야 하고, 술을 먹거나 피곤한 날마다 부어서 불편하다면? 어떻게 하시겠습니까? 네, 아마도 수술하러 오실 겁니다. 치핵이 있어서 수술하는 것이 아니고, 한 번 불편해서 하는 것도 아닙니다. 계속 불편한데 없어지지 않으니 수술한다고 생각하시면 됩니다.

술을 먹을 때마다 치질이 불편하면 어떤 치료를 하는 것이 좋을까요? 술을 끊는 것이 치료가 될 것입니다. 변비가 심해서 힘을 많이 줄 때마다 불편하다면 치료는? 먼저 변비를 교정하는 것이 치료가 될 것입니다. 변비를 교정한 후 항문이 불편한 것이 전혀 없다면 수술을 급하게 할 이유는 없다고 생각하면 됩니다. 하지만 변비를 교정해도 계속해서 불편하다면? 그 불편을 더 이상 감내하고 싶지 않다면? 네, 수술하러 오시면 됩니다.

치질과 변비

치질은 혈관으로 이루어진 푹신한 풍선과 같은 조직입니다. 이 자체가 항문을 막아서 변이 나오지 않는 경우는 거의 없습니다. 치질이 아주 심한 경우 배변에 방해가 될 수 있고, 안 좋은 배변 습관의 원인이 되어(밖에서는 변을 보지 않으려 함- 강박성 변비) 변비를 악화시킬 수 있지만 치핵 자체는 변비를 일으키지 않습니다. 오히려 이런 변비로 인해서 치핵은 점차 악화될 수밖에 없습니다.

변비가 심한 분들은 겉으로 만져지는 중증도의 치핵 때문에 변비가 악화되고 있다고 생각하고 수술을 해달라고 오시는 경우가 많이 있습니다. 치핵 수술은 치핵이 불편할 때 하는 것입니다. 변비가 심하다고 치핵을 수술해도 변비는 좋아지지 않습니다. 오히려 치핵 수술은 항문을 좁아지게 만들 수 있습니다. 치핵을 제거하고 정상적인 조직끼리 봉합하는 과정에서 항문은 약간씩 좁아집니다. 대부분은 배변에 영향을 주지 않을 정도로 미세하게 좁아지기 때문에 불편을 느끼지는 않는 것입니다. 간혹 치핵이 심해 많은 치핵 조직을 제거하는 경우에는 항문의 협착으로 배변이 더 어려워질 수도 있는 것입니다.

"치핵이 불편할 때 치핵 수술을 해야 합니다." 내가 불편한 것이 치핵으로 인한 것이 아닌, 치열이나 변비 혹은 기타 다른 문제 때문이라면 치핵을 제거한다고 좋아지는 것은 없을 것입니다.

치열, 항문의 협착

'치열'이란 '항문의 찢어짐'을 말하는 것입니다. 항문이 왜 찢어질까요? 항문이 좁거나(항문의 협착), 변이 단단할 때 항문은 찢어지게 됩니다. 태어나서 한 번도 항문이 찢어지지 않은 사람은 아마 거의 없을 겁니다. 누구나 내 항문보다 변이 단단할 때는 항문이 찢어질 수 있는 것입니다.

항문이 찢어지면 피가 나고 아프고, 변이 다니면서 염증이 생길 수 있습니다. 치열이 생기면 병원에 꼭 가야 할까요? 아닙니다. 치열은 변이 좋아지면 대부분 하루이틀 안에 다 낫게 됩니다. 2-3일 전 항문이 찢어져 피가 나서 온 환자분들도 내원 당일에는 거의 나아 있는 경우가 많습니다. 그래서 보통 하루이틀 따끔하거나 피가 좀 나다가 좋아지게 되는 것입니다. 하지만 상처가 크게 나는 경우에는 낫는 데에 시간이 오래 걸리며 낫는 동안 변이 계속 그 부위로 이동합니다. 이런 경우 상처에 염증이 생기며 점차 출혈 통증이 심해지고, 돋아나는 살이 생길 수 있습니다. 이를 유두상 부종이라고 하며 치핵과 다르게 단단하고 윤기가 나는 작은 혹이 생기게 됩니다. 염증이 지속되고 반복되면 결국 염증이 파고들며 항문 주위에 농양과 치루가 생길 수 있습니다. 이 정도가 되면 대부분 자연 치유가 되는 일은 드물기 때문에

치열은 어떻게 되나요?

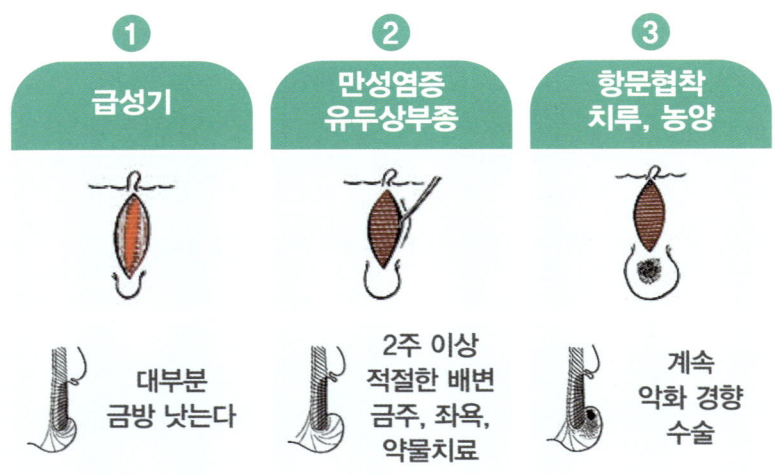

그림 10-2 치열의 진행 단계별 치료 방법

수술적 치료를 하게 됩니다.

　그렇다면 치열 수술은 무엇일까요? 치열 수술은 찢어진 항문의 상처를 꿰매서 붙이는 수술이 아닌, 찢어지지 않도록 항문을 확장하는 수술입니다. 항문이 넓어지면 변을 보기도 편해지고, 찢어지는 일도 확연히 감소합니다. 하지만 항문이 약해집니다. 이를 되돌려 놓는 것은 거의 불가능하다고 생각하시면 됩니다. 그래서 치열 수술은 그냥 해도 되는 수술이 아닌 것입니다.

　저희 병원은 항문 압력 검사를 하고 있습니다. 항문의 압력이 낮은 환자들은 수술 후 항문이 더 약해질 수밖에 없습니다. 수술을 하면 젊을 때는 좋습니다. 변도 잘 나오고, 찢어지지도 않습니다. 하지만 나이가 들며 항문이 더 약해지게 되면 변이 묽을 때 변이 새나오는 변실금이 생길 가능성이 높아지게 되는 것입니다. 항문 압력이 높은 경우, 찢어짐이 자주 반복되는 경우는 항문의 협착 가능성이 높다고 볼 수 있습니다. (항문 압력 검사 자체로 항문의 협착과 강한 괄약근의 힘을 구분하기 힘들 수 있어 내진 및 임상 증상을 종합적으로 평가합니다.)

항문은 살면서 넓어지지 않습니다.

　성인이 되어 더이상 키가 자라지 않는 것처럼 항문도 살면서 넓어지는 일은 없습니다. 오히려 탄력이 없는 흉터 조직은 잘 찢어지며, 반복적 찢어짐은 흉터와 함께 항문의 추가적 협착을 만들어 더 좁아지게 됩니다. 앞으로도 변이 단단하면 어떻게 될까요? 네, 찢어질 수밖에 없습니다. 내 항문의 크기가 정해져 있기 때문에 이보다 크고 단단한 변이 나오면 항문은 찢어질 수밖에 없는 것입니다. 치열이 불편하면 이제 방법은 두 가지가 있습니다.

"수술을 해서 항문을 넓히거나, 평생 변을 부드럽게 잘 보거나." 변을 좋게 만들었더니 불편한 것이 하나도 없다면 수술할 필요는 없습니다. 항문이 좀 좁아도 됩니다. 변단 잘 나오면 되는 것이니까요. 그런데 변이 좋은데도 계속 항문이 찢어진다면 어떻게 해야 할까요? 혹은 변을 좋게 하기 위해 너무 스트레스를 받는 경우(변을 잘 보려고 먹는 것 자체가 스트레스이고 거의 노이로제에 걸릴 정도), 어쩌다 실수해서 찢어지는 경우 1-2주간 일상생활하기 힘들 정도로 통증이 심한 경우라면? 이런 경우는 수술을 하는 것이 좋다고 생각합니다. 평생 힘들고 안 약해질 것이냐, 평생 편하게 살고 약해질 것이냐를 내가 선택하는 것이죠.

수술을 한다고 다 변이 새지는 않습니다. 변이 뭉쳐지면 변이 새는 일은 거의 없습니다. 나이가 들면 여성들의 절반 이상은 항문이 많이 약한 상태가 됩니다(변비, 임신, 출산 등). 하지만 대부분은 변이 새는 증상 없이 잘 살아갑니다. 변비가 있는 경우가 많기 때문입니다. 확장 수술 후에도 변이 뭉쳐진다면 대부분은 실금에 따른 불편감 없이 지낼 수 있습니다.

치열과 변비

항문의 협착은 변비와도 밀접한 관련이 있습니다. 나오는 구멍이 좁아지는 경우 변이 조금만 단단해져도 배변이 매우 힘들거나, 찢어짐이 발생하여 출혈 및 통증이 생길 수 있고, 이런 배변에 대한 통증이 배변 공포로 이어지면 식사를 잘 안 하여 저식이 변비로 악화되거나, 강박적으로 빼내려는 강박적 변비로 이어지게 될 수 있습니다.

그렇다면 배변 곤란과 치열이 동반된 환자는 수술하는 것이 좋은가요? 그렇지는 않습니다. 항문의 크기가 정상인 분들(두 손가락이 수월하게 들어가는 정도)도 변이 단단하면 항문은 찢어지게 됩니다. 이런 분들에게는 수술보다는 변을 좋게 만드는 치료가 더 적절할 것입니다.

항문외과에 가면 내 항문 크기를 가늠하여 수술 필요성을 확인할 수 있을까요? 항문의 괄약근은 오므려지는 특성이 있습니다. 항문이 민감하고 항문 괄약근의 힘이 강한 사람은 단지 힘이 센 것인지, 항문이 좁은 것인지를 구분하기가 힘듭니다. 보통은 내진 시의 섬유화된 띠 같은 느낌, 항문경으로 벌릴 때의 당겨짐, 내진 시 항문의 힘, 변의 성상과 찢어짐의 정도, 항문 압력 검사 결과 등을 종합하여 환자의 항문이 좁은지를 파악하게 되며, 이러한 검사를 시행해도 정확도는 100%가 될 수 없습니다. 간혹 정말 좁을 것으로 판단하고 수술에 들어가게 되었을 때 환자 항문의 크기가 정상적이라면 의사도 당황할 수밖에 없습니다. 그렇다고 정상적인 크기의 항문을 더 벌리는 것은 좋지 않습니다. 이런 경우 환자에게 설명 후 보톡스 주사를 놓고 수술을 마치는 경우까지 있을 수 있습니다. 이처럼 모든 검사는 절대적일 수 없기 때문에 충분히 배변 조절을 시도하고 노력했음에도 불구하고, 배변 곤란이나 치열이 해결되지 않는 경우에만 환자에게 충분히 설명한 뒤 수술을 시행하고 있습니다.

치루·항문주위 농양

항문에는 항문선(腺)(항문에서 분비물을 분비하는 샘)이 있습니다. 10-20개 정도가 존재하며 항문과 직장이 만나서 형성되는 치상선(dentate line) 부위에 존재하며 항문 주위 근육 특히 내괄약근과 외괄약근 사이로 뻗어 있습니다. 항문선에서는 변이 잘 나올 수 있도록 윤활 작용을 하는 분비물을 분비하게 됩니다.

항문 주위 농양은 이 항문선 내에 발생한 염증이 점차 파급되고, 내부에 세균 감염이 생기며 고름이 차서 통증과 부종을 유발하는 질환입니다. 고름집 내부의 압력이 높아지며 주위로 빠르게 퍼져 나가게 됩니다. 심한 경우는 고름집이 항문 전체를 빙 둘러버리거나, 고환이나 직장 쪽으로 깊이 파급되기도 하며, 패혈증까지 발생할 수 있습니다. 하루가 다르게 고름집이 커지며 심한 통증을 유발하기 때문에 응급으로 수술해야 합니다.

고름집이 점점 커지다 피부를 뚫고 고름이 자연적으로 배출되기도 하며, 이런 경우 통증은 금방 좋아지게 됩니다. 하지만 항문 안쪽의 고장 난 항문선과 항문 외부의 피부에 난 구멍을 연결하는 길이 남게 됩니다. 이를 치루라고 부릅니다. 농양과 치루는 같은 병입니다. 고름이 터져서 배출이 됐냐 안 됐냐의 차이인 것이죠. 치루가 된 후에는 외공을 통해 진물이 계속 나오고, 이 외공이 아물어 막히면 다시 곪는 것을 반복합니다. 다시 곪아 여기 저기로 길을 내게 되면 치루는 점점 복잡해지고, 이때 치루는 수술을 해도 재발률이 높거나 괄약근 손상이 많아지게 됩니다. 따라서 치루의 경우 가능한 빨리 수술하는 것이 좋습니다.

　치핵은 계속 불편하면 수술하고, 치열은 변이 좋아도 찢어지면 수술하지만, 치루는 진단 시 바로 수술을 하는 것이 좋습니다. 대부분의 경우 치루는 낫지 않고 염증이 반복되며, 한 번 곪을 때 심하게 곪기도 하며, 이런 심한 농양으로 병변의 범위가 넓어지면 재발하고, 수술 시 괄약근 손상 가능성이 많아지며, 이로 인해 항문의 기능적 문제가 발생할 가능성이 높기 때문입니다.

농양/치루란? 항문안에서 생긴 염증이 항문 주위로 길을 내며 곪았다 터지는 질환

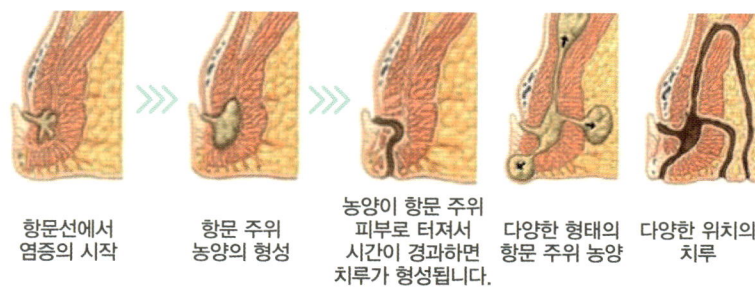

그림 10-3 농양(치루)

치루와 변비

치루와 농양은 설사와 관련되는 경우가 많습니다. 젊은 남성에게 주로 발생하며, 술을 많이 마시고 설사를 심하게 한 후 곪기 시작하는 경우가 많습니다. 변이 묽으며 배변 힘 주기를 하는 빠른 변비도 치루의 원인이 될 수 있습니다. 항문선은 정상적으로 10-20개 이상이 존재하며 한 군데라도 고장이 나서 치루와 농양이 생긴 환자는 다른 항문선이 또 고장 날 확률이 높을 수밖에 없습니다. 변이 계속해서 묽게 되면 치루는 반복해서 생길 수 있으며, 계속 수술을 하다 보면 괄약근 손상 부위가 늘어나 결국 변실금이 생길 가능성이 높아지는 것입니다.

치루는 염증성 장 질환(크론씨병)과 연관되는 경우도 많습니다. 항문 주위 농양과 치루로 수술한 후 상처가 잘 낫지 않아 내시경을 해보면 크론씨병이 진단되기도 합니다. 이런 크론씨병은 복통 및 묽은 변 후 중감으로 배변 곤란을 보이는 경우가 있어 급성으로 곪은 경우가 아니라면 대장 내시경을 시행한 후 치루 수술을 하는 것을 권해드립니다.

치루는 항문의 협착과 관련되는 경우도 많이 있습니다. 항문의 협착과 단단한 변으로 항문이 반복적으로 찢어지는 경우 치열 부위의 염증이 점차 악화되며 치루로 발전하는 경우가 많습니다.

변실금과 변비 그리고 유분증

변비는 변의 배출이 힘든 것을 말합니다. 변실금은 내 의지와 상관없이 변이 배출되는 것입니다. 둘은 완전히 달라 보이지만 사실 밀접하게 연관되어 있습니다. 변비가 있는 분도 변실금이 생길 수 있고, 변실금이 있는 분도 변비가 생길 수 있습니다. 변실금 증상으로 오셨지만 알고 보면 심한 변비가 동반되어 있는 경우가 많고, 변비로 왔지만 변실금이 동반되거나 치료 과정에서 생기는 경우도 있습니다. 변실금은 변비만큼이나 삶의 질을 악화시키는 요인이 됩니다. 변이 샌다는 것을 인지하고 나에게 냄새가 나는 것 같다는 생각이 들면 자존감에 큰 상처가 되고, 아무도 만나지 않으려 하며, 여행이나 취미 활동도 끊고 집에 틀어박혀 사회적으로 고립될 수 있습니다. 변실금은 잘 알고 관리하면 간단한 약으로 증상 없이 지내실 수 있습니다.

변실금 환자는 단지 변이 새는 것뿐만 아니라 다양한 증상을 호소할 수 있습니다. 항문이 축축하고 간지러워요. 항문이 화끈거리고 고춧가루를 뿌려 놓은 것 같아요. 방귀가 새어 나와요. 이런 환자분들은 변이 새는 것을 부인하게 됩니다. "저는 변이 안 새요. 안 묻어 나와요." 변이 새기 시작하면 처음부터 팬티에 변이 묻는 것이 아닙니다. 처음에는 점액, 변물 등이 항문 주위를 오염시키며 축축하고 간지럽게 됩니다. 심해지면 피부가 변물에 자극을 받아 빨개지고 화끈거리게 되며, 더 심해지게 되면 그제서야 팬티에 변이 묻게 됩니다. 모두 실금에 의한 증상이라고 생각하시면 됩니다.

변실금이 생기는 기전은 간단합니다. 항문은 문처럼 딱 닫혀서 걸어 잠가 놓는 곳이 아닙니다. 오므려져서 배변을 자제하게 됩니다. 틈이 있는 것이죠. 항문이 약하면 이 틈은 더 넓어지게 되는 것입니다. 나이가 들며 항문은 자연스레 약해집니다. 특히 여성들은 임신과 출산을 겪으며 더 약해질 수밖에 없습니다. 이런 상태에서 변이 묽어지면 변실금이 생기게 되는 것입니다.

항문이 약한데 변이 묽으면 변은 샐 수밖에 없습니다. 아주 당연한 것입니다. 젊은 사람도 생길 수 있고, 나이든 사람도 생길 수 있습니다. 저도 변이 묽은 날에는 점액이 좀 새서 항문이 축축하고 간지러운 경우가 있습니다. 정도의 차이는 있지만 누구나 샐 수 있는 것입니다. 하지만 환자들은 매우 슬퍼합니다. 절망에 빠져 있는 분들도 있습니다. 나만 그런 것 같거든요. 잊지 마세요. 변실금은 정도의 차이는 있으나 매우 흔합니다. 나만 그런 것이 아닙니다. 단지 부끄러워서 남들에게 이야기 하지 않는 경우가 많고, 나이가 들며 생기는 변비 때문에 새지 않는 것뿐입니다.

묽은 변과 변실금

묽은 변에 의한 변비인 빠른 변비 환자는 변실금과 연관이 있는 경우가 많습니다. 묽은 변은 배출 후에도 직장에 남아 후중감을 일으키게 되어 힘을 주게 됩니다. 하지만 이런 잔변은 배출이 쉽지 않아 직장에 어느 정도 남아 있습니다. 잔변은 배변 후 걸을 때 조금씩 새어 나오게 됩니다. 이런 변실금을 인지하게 된 환자들은 어떻게든 잔변을 더 깨끗하게 제거하려고 힘을 주게 되고, 심한 경우 직장 안을 손가락 혹은 휴지로 닦아내거나, 비데를 강하게 사용하여 직장 내부를 씻는 습관이 생기기도 합니다. 직장에 들어간 물은 직장 내부에 남아 있다가 다시 실금으로 이어질 수 있으며, 직장 안을 강한 물, 휴지, 손가락으로 닦다 보면 결국 직장 점막의 손상과 궤양으로 이어질 수 있습니다.

치료는 아주 간단합니다. 항문은 강하게, 변은 뭉쳐지게. 약한 항문을 강하게 하는 약은 없습니다. 운동과 재활이 필요한 것입니다. '그럼 케겔 운동 하면 되겠네'하고 강하게 오므리기만 하면 오히려 항문과 골반 근육이 과하게 긴장하며 증상이 악화될 수 있기 때문에 가능하면 첫 진단과 치료는 병원에서 하는 것이 좋습니다. 변을 뭉쳐지게 하기 위해서는 변을 묽게 할 수 있는 음식을 모두 끊어야 합니다. 매운 것, 기름진 것, 우유, 요구르트, 밀크 커피, 라떼, 두유, 유산균, 빵이나 면 라면 같은 밀가루 음식, 술, 인스턴트 음식 등 줄여야 합니다. 어르신들은 우유를 안 먹으면 칼슘 부족 때문에 안 된다고 하시는데. 저는 안 먹고 30년간 잘 살고 있습니다. 칼슘, 단백질은 우유 말고도 충분히 보충할 수 있습니다. 음식을 조절해도 변이 잘 조절되지 않는 경우, 간단한 1-2가지 약으로 변을 조절할 수 있습니다. 평생 먹어도 되는 약들입니다. 이렇게 변을 조절하기만 해도 증상 없이 지내실 수 있게 될 겁니다. ,

변실금, 꽉 잡아야 합니다. 아이들 다 키우고, 그동안 일도 열심히 했고, 이제는 편하게 즐거운 생활을 해야 할 때 변에 사로잡혀 집 밖에도 나가기 힘들어진다는 것이 얼마나 슬픈 일입니까?

단단한 변과 변실금 (유분증)

변비가 심해질 때도 변실금이 생길 수 있습니다. Overflow incontinence, 그러니까 변이 넘쳐 흘러나오게 되는 것입니다. 이를 유분증이라고 합니다. 7계명에서 이야기해 드렸던 배변 과정으로 다시 넘어가 보겠습니다. 직장에 변이 차면 직장은 이를 감지하고 항문으로 보냅니다. 그런데 변이 단단해서 항문에 걸리게 됩니다. 직장은 변을 빼내려 수축하다가 도저히 배출이 안 되니 수축을 멈추게 됩니다. 짜다가 안 되니 힘이 떨어져 늘어지게 되는 것입니다. 늘어진 직장으로 계속해서 변이 들어오는데 배출이 안 되니 직장은 점점 더 늘어나게 되고, 짜주는 힘은 점차 줄어들게 됩니다. 배출이 안 된 변들은 뭉쳐지며 더 크고 단단한 변괴가 형성이 되어 배출은 더욱 힘들어집니다. 항문에는 변이 닿아 있는 상태가 유지되면 항문 직장 반사에 의해 항문은 열린 상태가 되고 열린 항문으로 변 찌꺼기, 점액, 변물이 흘러나오기 시작합니다. 넘쳐흐르는 변, 이를 유분증이라고 합니다.

 이런 유분증은 유치원, 초등학생 때도 잘 생깁니다. 학교에서 화장실 가는 것을 꺼리는 아이들이 변을 참게 되고, 변이 단단해서 배출에 실패하게 되며 유분증 과정이 시작됩니다. 고령에 변비가 심했던 분들도 어느 날 갑자기 변이 안 나오기 시작하는데 이를 해결하지 못하면 며칠 내에 변이 쌓이며 유분증이 생기게 됩니다.

 약한 항문과 묽은 변에 의한 변실금은 변을 뭉쳐지게 하는 것이 치료였지만, 넘쳐흐르는 변비인 유분증은 변을 묽게 하는 것이 치료입니다. 우선 직장 내 변을 모두 제거해야 합니다. 관장을 해서 해결이 되기도 하지만 변 자체가 너무 커지고 단단해지면 관장을 해도 배출할 수 없습니다. 이런 경우 어쩔 수 없이 손가락으로 파내게 됩니다. 단단한 변을 모두 제거하고 남은 변은 추가적인 관장을 통해서 배출시키는 것이 좋습니다. 변을 제거하는 것이 전부가 아닙니다. 유분증이 발생할 정도면 상당히 오랜 기간 동안 직장이 늘어난 상태였던 것을 의미합니다. 늘어난 직장은 수축할 수 있는 능력이 떨어져 있기 때문에 다음에 좋은 변이 와도 수축해서 빼내기 힘들 수 있습니다. 그래서 당분간은 변비약을 강하게 사용하여 변을 묽게 하는 것이 좋습니다. 2-3일간 변을 못 보는 일이 생긴다면 주기적으로 관장을 해서 직장이 다시 늘어나지 않도록 비워주어야 합니다. 직장을 비워주고, 변을 묽게 유지하며 1-2주가량을 잘 지내면 대부분은 큰 문제 없이 정상 배변을 볼 수 있습니다.

변비 치료 중 변실금

변비약은 낫는 약이 아닙니다. 변을 조절하는 약입니다. 당뇨 약을 강하게 쓰면 저혈당이 오는 것처럼 변비약을 강하게 쓰면 변이 묽어질 수 있습니다. 변비약을 사용하는 분들은 나이가 많은 분들이 많고 대부분은 항문의 약화가 동반됩니다. 변이 묽어지는 순간 변이 조금씩 새기 시작하는 것입니다.

변이 단단해서 힘을 주게 되어, 치질이나 치열이 발생해 아팠던 사람이 변비약을 먹으면서 다시 아파진다고 하는 경우가 있습니다. 아픈 것에는 여러 가지 원인이 있습니다. 치질이나 치열 말고도 변실금에 의한 변 오염으로 항문 주위 피부가 화끈거리는 것도 환자들은 '다시 아파요'라고 이야기하게 됩니다. 이런 실금에 의한 통증은 치질이나 치열 치료가 아닌 변을 다시 뭉쳐지도록 변비약을 조금 줄이는 것으로도 좋아지게 됩니다. 약을 끊으면 다시 변비가 됩니다. 변이 좋은 정도로 조절해야 하는 것입니다.

골반통, 항문거근증

지금까지 변비와 관련된 구조적인 항문 질환들에 대해 알아보았습니다. 치핵, 치열, 치루 등의 구조적 변화를 동반한 질환들은 결국 수술적 치료를 통해 구조적인 문제를 해결해야 합니다. 하지만 항문에는 이런 구조적 질환 말고도 기능적인 문제들이 생길 수 있습니다. 그 중 대표적인 것이 바로 항문거근증(보통 골반통이라고도 합니다.)입니다.

 '항문이 묵직해요. 빠질 것 같아요. 항문이 뻐근해요. 욱신거려요. 뭘로 푸욱 쑤시는 것 같아요.' 항문거근증이 생기면 애매한 느낌의 통증, 주로 묵직하고 뻐근한 느낌을 호소하게 됩니다. 밤에 악화되는 경우가 많고, 자다가 깨는 경우도 흔합니다. 배변 후 통증을 호소하는 경우도 있습니다. 통증은 짧게는 5분 이내로 사라지기도 하며, 수시간에서 길게는 하루 종일 아픈 경우도 있습니다.

 항문과 골반은 근육으로 이루어져 있습니다. 골반은 뱃속의 장기를 받쳐주는 근육으로 된 막을 말합니다. 이런 골반은 나이가 들수록 점차 약해지며 아래로 쳐지게 됩니다. 내부의 장기를 지지하기 위해 골반은 비정상적인 긴장을 유지해야 하거나, 늘어진 근육으로 인한 당김이 발생하게 되며 통증을 일으키게 됩니다. 마치 거북목을 하고 컴퓨터 앞에 앉아서 하루 종일 타이핑 작업을 하는 경우 목과 어깨가 뻐근해지는 것과 비슷한 것입니다. 여기에 더해 잘못된 자세나 배변 시 힘 주기, 오래 앉아 있기, 오래 서 있기, 잘못된 자세로 많이 걷거나 등산을 심하게 하는 등 골반을 긴장하게 하는 상황이 반복되면 골반의 근육은 피로, 긴장, 통증을 느끼게 되는 것입니다.

우리가 하루 종일 컴퓨터 앞에 앉아 작업을 하고 목과 어깨가 너무 아파서 병원에 가서 약을 받았습니다. 어떤 약일까요? 네. 진통제, 근이완제 입니다. 낫는 약일까요? 이런 약들은 증상을 조절하는 약으로 낫는 약이 아닙니다. 내가 매일 허리를 구부정하게 앉아 거북목 자세로 주 5일 계속 8시간 동안 작업을 하고 있는데 어떻게 증상이 좋아질 수 있겠습니까? 시간이 가며 점차 증상은 악화될 수밖에 없습니다. 약도 점차 늘어날 수밖에 없겠죠. 어떻게 하면 좋아질 수 있을까요? 앉는 자세를 교정하고 중간중간 스트레칭을 하며, 업무 시간을 조절하는 것이 결국 치료가 될 것입니다.

치료는 약을 먹는 것이 아닙니다. 나를 불편하게 하는 것들을 교정하기 위해 노력하는 것이 치료가 되는 것이죠. 골반통의 치료도 그렇습니다. 우선 약화된 골반을 강하게 하기 위해 강화 재활 치료를 하게 되며, 골반의 틀어짐, 앉거나 서는 자세 교정, 호흡을 통해 골반 긴장을 풀어주기, 걷는 자세나 일상적으로 문제를 일으킬 수 있는 자세를 교정하는 것 등이 그 치료가 됩니다.

골반통과 변비

골반통 환자들은 다음과 같은 특징을 보이는 경우가 많습니다. 고령,

허리가 많이 굽은 상태, 앉은 상태가 불량, 심한 변비로 힘 주기, 소변을 자주 보고 요실금이 있음. 이렇게 안 좋은 자세와 약한 골반으로 근육의 긴장이 발생한 상태에서 계속된 힘 주기로 결국 골반 근육이 소리를 지르게 되는 것입니다. 이 중 우선적으로 해결할 수 있는 문제가 바로 변비입니다. 계속된 배변 힘 주기는 골반을 계속 아래쪽으로 내려 꽂으며 근육의 과한 긴장과 당김을 만들어내기 때문에 일차적으로 교정에 들어갑니다. 배변 치료를 하여 변을 편하게 보면 골반통의 빈도와 강도가 감소하게 됩니다. 여기에 더해 자세 교정, 강화 치료를 하면 전반적 상태 개선으로 큰 불편 없이 지낼 수 있게 되는 것입니다.

골반통 클리닉에서 치료를 받으시는 분들은 운동과 스트레칭을 하며 증상이 바로 좋아지는 것을 느끼는 경우가 많습니다. 하지만 다음 치료 때는 또 이전으로 돌아가는 경우도 있습니다. 배변 조절, 좋은 자세 유지, 강화 운동 치료를 꾸준히 해야 하는데 집에 가는 순간부터 전혀 하지 않는 분들이 많기 때문입니다. 기능적 질환의 치료가 어려운 이유입니다. 치질과 같은 구조적 질환은 오히려 쉽습니다. 불편을 끼치는 부분이 딱 보이고, 그걸 제거하면 편해지는 겁니다. 하지만 기능성 질환은 낫는 것이 아니며 내가 지속적으로 관리하고 노력해야 하기 때문에 더 어렵습니다.

변비 탈출 10계명을 마무리하며

지금까지 변비를 극복하기 위해 꼭 알아야 할 10가지 계명에 대해 이야기해 보았습니다. 변비에 대해 흔히 들을 수 있는 이야기들, 예를 들어 "야채를 많이 먹어야 돼", "운동을 많이 해야 돼", "이 약이 잘 들어", "변비약은 내성이 생기니까 오래 먹으면 안 돼", "변을 매일 보는 것이 정상이다" 등은 맞는 이야기일 수도 있고, 틀린 이야기일 수도 있습니다. 어떤 조언은 나에게 도움이 될 수 있지만, 다른 조언은 오히려 나를 불편하게 만들 수도 있습니다.

그러므로 제가 여러분께 마지막으로 드리고 싶은 조언은 생각의 전환입니다. 변비의 원인은 사람마다 다르며, 해결 방안도 각기 다를 수밖에 없습니다. 따라서 나의 변비 원인이 무엇인지 곰곰이 생각해 보고, 나를 변비에 빠뜨리는 잘못된 관념을 바꾸는 것이 중요합니다. 이렇게 해야만 변비 탈출에 성공할 수 있을 것입니다. 또한, 변비와 함께 발생할 수 있는 다른 문제들을 확인하고 해결하기 위해 전문 치료자의 도움을 받는 것도 매우 중요한 일입니다.

여러분의 험난한 변비 탈출 과정에 제 책이 도움이 될 수 있다면 정말 기쁘겠습니다. 읽어주셔서 감사합니다.

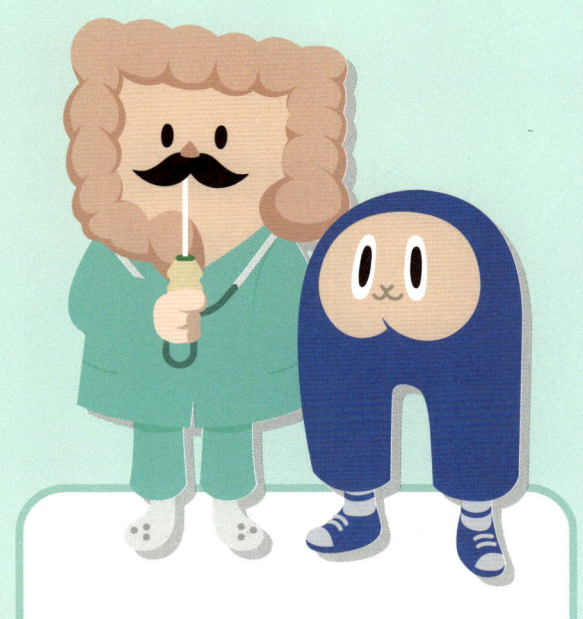

부록 1

식이섬유 어떻게 먹어야 할까요?

01

식이섬유란 무엇인가

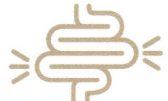

식이섬유는 7대 필수 영양소 중 하나로 불릴 정도로 최근 각광받고 있습니다. 우리 몸에서 생성할 수 없어 식품으로 섭취해야 하며, 우리의 신체 항상성을 유지하는데 필수적인 영양소입니다. 단지 필요하다는 정도가 아니라 특정 요소가 불충분하거나 과할 경우 변비, 설사, 복통 등으로 삶의 질에 큰 영향을 미칠 수 있습니다. 따라서 우리가 제대로 알고 올바르게 섭취하기 위해 노력해야 하는 것입니다. 전통적으로 우리의 식습관은 식이섬유가 풍부한 보리밥, 나물, 야채 위주였지만, 이제는 "탄수화물, 정제 곡물, 가공 제품, 간편식, 육류 위주의 현대 식습관" 때문에 식이섬유를 필수 영양소로 생각하고 신경 써서

섭취해야 하는 상황이 된 것입니다.

식이섬유를 그냥 야채 덩어리로 생각하실 수 있지만 사실은 일종의 탄수화물이라고 생각하시면 됩니다. 몸에서 분해 및 흡수가 되지 않는 탄수화물이지요.

현재까지의 연구 결과에 따르면 식이섬유는 '인간의 소화 효소로 분해되지 않는 다당류 등의 고분자 물질의 총체' 또는 '인간의 소화 효소로 분해되거나 흡수되지 않는 식물의 난소화성 다당류'라고 정의할 수 있습니다. 우리나라에서는 2012년 개정된 식이섬유 분석법(AOAC 2001.03 법) 기준에 따라 '인간의 효소에 의해 분해되지 않는 삼당류나 그 이상의 중합도를 가진 탄수화물'로 정의하고 있습니다.

쉽게 이야기해서 우리가 소화할 수 없는 탄수화물이라고 생각하시면 되겠습니다.

응? 이게 무슨 말일까요? 아니, 소화할 수도 없는 탄수화물을 왜 먹어야 되지요? 소화할 수는 없지만. 우리 몸을 유지하기 위해 필수적이기 때문이죠! 우리가 질소 가스를 직접적으로 사용하거나 소비하지는 않지만, 질소가 식물이 사용할 수 있는 형태로 토양에서 전환되고, 식물은 이를 이용하여 영양소를 만들며, 이는 다시 동물과 인간의 단백질 공급원으로 사용되는 것과 비슷한 이치입니다.

소화되지 않은 식이섬유는 대장 내에서 장내 미생물과 상호 작용을 하여 여러 긍정적 효과를 만들고, 변을 형성하여 장에 자극을 주고 이를 통해 배변하는 등 체내 항상성 유지에 많은 도움을 주는 것입니다.

탄수화물이라고 하면 다들 쌀, 밀가루, 빵 등만 생각나시죠? 그래서 좀 더 짚고 넘어갈 필요가 있어요. 탄수화물은 당 하나로 이루어진 단당류, 두 개가 연결된 이당류, 몇 개의 당이 연결된 올리고당 그리고 많은 당이 복잡하게 연결된 다당류로 나누어져 있습니다.

우리 몸은 이러한 연결 고리를 가진 당류를 궁극적으로 단당류로 분해해야 제대로 흡수해서 사용할 수 있게 됩니다.

단당류는 포도당을 비롯해 과당, 갈락토스 등을 말하며, 우리 몸에서 직접적으로 사용하는 주 에너지원입니다. 우리의 뇌세포는 포도당만을 에너지로 사용한다는 것 알고 계시죠? 포도당은 근육, 뇌, 등 몸 전체에서 에너지를 생성하는 데 주로 사용되는 에너지원으로 우리 삶에 가장 필수적인 영양소 중 하나입니다. 우리가 단 것을 좋아하는 이유를 아시나요? 이런 당류를 섭취해야만 우리가 에너지를 만들고 살 수 있으니, 이런 당을 먹을 수 있도록 "달고 맛있다. 먹고 싶다."라는 느낌을 주게 만들어져 있는 것입니다.

과당은 단당류의 일종으로, 과일, 꿀, 일부 채소 및 설탕(사카로스) 등에서 자연적으로 발견되는 당입니다. 과당은 우리 몸에서 주로 간에서 대사됩니다. 과당의 대사 경로는 포도당 대사와 달리 인슐린에 의존하지 않기 때문에, 과다 섭취 시 혈당 수치에 직접적인 영향을 주지는 않지만, 지방 생성을 촉진하고 대사 증후군 및 관련 질환의 위험을 증가시킬 수 있습니다. 따라서 과당 섭취는 적절한 수준으로 관리하는 것이 중요합니다.

이당류는 이런 당 두 개가 연결된 것으로 설탕, 엿당, 유당, 락툴로스 등이 대표적입니다. 이런 이당류는 몸에서 분해하여 사용할 수도 있지만, 또한 분해하지 못하는 경우도 있습니다.

설탕, 특히 흔히 말하는 백설탕은 사카로스로 알려져 있는 이당류입니다. 사카로스는 포도당과 과당이 연결된 형태입니다. 이는 사카라제라는 우리 몸의 효소에 의해 포도당과 과당으로 분해되어 에너지원으로 사용됩니다.

유당은 이당류에 속합니다. 유당의 경우에는 포도당과 갈락토스가 결합하여 이루어져 있습니다. 유당은 주로 우유 및 유제품에서 발견되며, 몸이 유당을 소화하기 위해서는 락타아제라는 효소가 필요합니다. 우리는 어렸을 때 이런 유당 분해 효소를 가지고 모유, 우유 등을 분해하여 우리가 필요한 에너지를 얻을 수 있지만, 성인이 되며 이러한 유당 분해 효소를 생성하는 능력이 떨어져, 성인 열 명 중 일곱 명은 유당을 분해하지 못하는 유당 불내성이 생깁니다. 이러한 유당은 분해되거나 흡수되지 않고 대장으로 전달됩니다. 이 때문에 성인의 많은 경우는 우유를 먹으면 설사하게 되는 것입니다.

락툴로스는 합성 이당류로, 갈락토스와 프럭토스가 β-1,4-글리코시딕 결합으로 연결된 구조를 가지고 있습니다. 인체에서는 락툴로스를 분해하는 효소가 자연적으로 존재하지 않기 때문에, 락툴로스는 소장에서 분해되거나 흡수되지 않고 대장으로 직접 전달됩니다.

올리고당은 몇 개의(oligo-) 당이 연결된 탄수화물을 말하며, 대표적인 것으로는 프럭토올리고당, 갈락토올리고당 등이 있습니다. 이 중 프럭토 올리고당은 유산균 제제에 포함된 프리바이오틱스로 사용되는 대표적인 화합물입니다. 이 올리고당들은 체내에서 분해, 소화, 흡수되지 않기 때문에 대장에 남게 됩니다. 소화되지 않아 장내에 남은 이러한 올리고당은 장내 미생물의 먹이가 됩니다. 프리바이오틱스의 원리란 바로 우리가 분해, 흡수하지 못하여 대장까지 도달하게 해 유산균의 먹이로 제공할 수 있도록 하는 것입니다.

다당류는 우리의 주식인 쌀을 생각하면 쉽습니다. 전분은 쌀의 주요 성분으로 우리 몸에서 분해가 가능하여 이를 주 에너지원으로 만들어 사용할 수 있습니다. 쌀은 포도당으로 이루어진 것이 아닌 전분으로 이루어져 있으며, 우리 몸은 다음과 같은 소화 과정을 통해 다당류를 분해하고 사용하게 됩니다.

입에서의 소화: 소화 과정은 입에서 시작됩니다. 침에는 아밀라아제라는 효소가 들어 있으며, 이 효소는 전분의 긴 사슬을 더 짧은 사슬의 말토스로 분해하기 시작합니다. 이 과정은 기계적 분쇄(저작)와 함께 일어나면서 전분의 소화를 시작합니다.

소장에서의 소화: 전분은 주로 소장에서 소화됩니다. 소장으로 이동한 후, 췌장에서 분비되는 췌장액에 포함된 췌장 아밀라아제가 다시 전분을 말토스로 분해합니다. 또한, 소장의 점막 세포 표면에 있는 효소들(예: 말타아제, 이소말타아제, 글루코아밀라아제)이 말토스와 다른 짧은 사슬 길이의 당류를 최종적으로 갈락토스, 포도당, 과당과 같은 단당류로 분해합니다.

흡수 과정: 분해된 단당류는 소장의 점막을 통해 혈액으로 흡수됩

니다. 이 당류들은 이후 에너지 공급원으로 사용되거나 간으로 운반되어 저장(예: 글리코겐 형태)되거나 다른 대사 과정에 사용됩니다.

하지만 소화 및 분해되지 않는 저항 전분, 글리코겐, 덱스트린(덱스트린은 전분의 부분적 분해로 생성되는 다당류) 등의 다당류도 다양하게 존재합니다.

자, 이것들이 우리가 알아야 할 내용입니다. 소화되지 못하는 이당류(우유의 유당, 합성 이당류인 락툴로스 등), 올리고당, 다당류가 바로 식이섬유이고, 이는 소화 및 흡수되지 못하고 대장에 이동하여 식이섬유의 효과를 만드는 것입니다. 우리가 쓰진 못하지만 우리 몸의 장내 미생물이 사용하는 주 에너지원이 되며, 이런 상호 작용을 통해 우리 몸은 우리에게 필요한 여러 필수 영양소를 OEM(대리 생산)을 통해 얻어낼 수 있게 되는 것입니다. 또한 이런 상호 작용 외에도 변을 형성하여 이동해 배출함으로서 체내 항상성을 유지하는데 필수적인 역할을 하게 되는 것이죠.

02

식이섬유의
효과

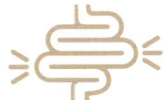

대변의 부피 형성

식이섬유에는 다양한 효과가 있습니다. 우선 소화되지 않은 탄수화물인 식이섬유는 대변의 부피를 형성하게 됩니다. 변의 구성 성분의 대부분은 물이 차지합니다. 수분이 변의 75%를 차지하기 때문에 변 내부의 물이 거의 흡수되는 경우 토끼 똥처럼 변의 크기가 작아지며 단단하게 뭉치게 되는 것입니다. 수분을 제외한 성분 중 1/3을 차지하는 것이 바로 식이섬유입니다. 단일 성분으로는 가장 많은 양(변 전체의 8%)을 이루며 물을 끌어들이는 보수성을 가지기 때문에 변을 만들고 물을 머금어 스펀지 같은 변을 형성하는데 필수적이라고 생각할 수 있습니다.

식이섬유가 없는 음식을 먹으면 변이 거의 형성되지 않습니다. 그리고 변이 없으면 장은 할 일이 없어서 잘 안 움직이게 됩니다. 그러면 변은 장 안에 오래 머무르는 동안 물을 뺏겨서 점점 단단해지고 이 때문에 변을 보기가 힘들어지고, 심하면 항문이 찢어지며, 변이 막혀서 관장을 하거나 손으로 변을 파내는 일이 생기게 되는 것이죠. 변을 안 만들어주는데(식이섬유를 안 먹는데) 변을 볼 수는 없는 노릇입니다.

반대로 식이섬유를 많이 섭취하여 소화되지 않은 식이섬유가 대장에 많이 도착해 변이 많아지게 되면, 장은 할 일이 생겨 계속 움직이며 변의 대장 통과 시간이 짧아집니다. 변은 물을 다 뺏기기 전에 부드러운 상태로 항문에 도달하게 되며, 이러한 수분을 포함한 부드러운 변은 편하게 배출할 수 있게 되는 것이죠.

그러므로 변을 잘 보기 위해서는 변이 많아야 합니다. 밥(쌀), 면, 빵, 고기 등은 모두 몸에서 분해되고 흡수되어 변을 거의 형성하지 않게 됩니다. 밥에 물을 말아 먹고, 국물만 먹고, 반찬을 조금씩 먹고, 야채를 안 먹으면 변이 거의 만들어지지 않는다는 것입니다.

따라서 야채와 과일 등 식이섬유가 풍부한 음식을 많이 먹어야 하는 것입니다. 야채 위주로 먹는다고요? 그걸로 충분한 게 아닙니다. 야채 위주로 '깨작깨작' 먹는다고 변이 많아지겠습니까? 야채 과일 등의 식이섬유를 "많이(!!)" 먹어야 변이 많아지는 것입니다.

변비와 식사 많이 먹어야 변이 많아집니다!

식이섬유란 무엇인가요?

소화되지 않아 장내 남아서 변을 형성하고, 발효되며 장 건강에 도움을 주는 물질입니다.

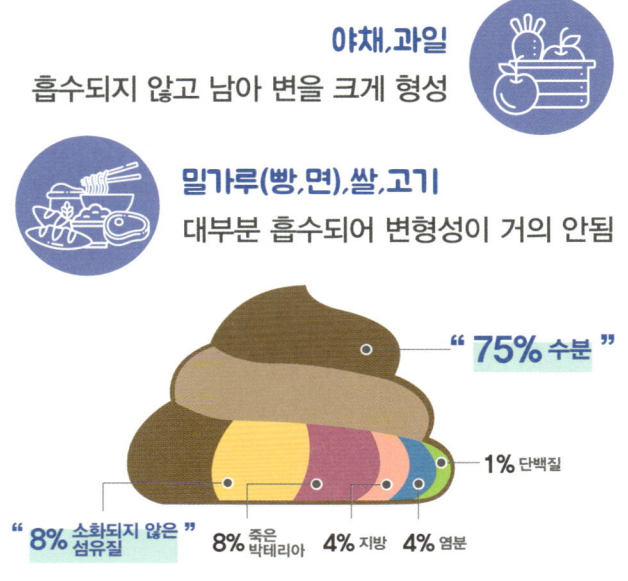

부록 1-1 식이섬유

장내 삼투압 증가

흡수되지 않은 식이섬유는 장내의 삼투압 상승을 만들고, 이러한 장내와 장 밖의 삼투압 차이로 인한 물의 이동을 일으킵니다. 스펀지 같은 식이섬유는 장내로 이동한 물을 흡수하고 머금어 변을 크고 부드럽게 만듭니다.

이러한 삼투압 변화를 이용하여 수분 저류를 일으키는 약들을 삼투성 하제라고 합니다. 우리가 흔하게 접할 수 있는 마그밀, 듀락칸(듀파락), 대장 내시경 하제 같은 것들이 이런 방식으로 약 성분이 흡수되지 않은 상태로 대장으로 이동하여 대장 내의 삼투압 상승으로 인한 수분 저류(장 밖의 수분을 장내로 끌어들이는) 효과를 내는 것이죠.

그렇다면 식이섬유는 일종의 자연적인 삼투성 하제의 역할도 한다고 볼 수 있겠죠? 이런 효과를 극대화한 것이 소비톨(흡수되지 않는 폴리올)을 다량 함유한 푸룬 주스나 자연 하제 중 하나인 우유 등이라고 할 수 있겠습니다.

장내 발효

장내 식이섬유의 발효 과정은 대장에 살고 있는 유익한 미생물(장내 세균)에 의해 일어납니다. 우리가 식이섬유를 섭취하면, 이는 소화되지 않은 채로 소장을 지나 대장에 도달하여 발효됩니다. 발효 과정에서 미생물은 여러 유익한 물질을 생성합니다. 가장 중요한 것 중 하나는 단쇄 지방산(Short Chain Fatty Acids, SCFAs)인데, 이는 아세트산, 프로피온산, 부티르산 등을 포함합니다. 이 과정에서 가스를 형성하고, 다른 아미노산과 부산물도 형성하여 우리 몸과 상호작용을 하게 됩니다.

단쇄 지방산은 우리 몸에 건강상의 여러 이점을 제공합니다. 인간의 몸은 일부 단쇄 지방산을 생성할 수 있지만, 대부분 장내 미생물에 의해 생성되는 것으로 알려져 있습니다. 단쇄 지방산은 인간뿐만 아니라 다른 동물들, 특히 초식 동물에게도 중요한 에너지원입니다. 코끼리와 같은 대형 초식 동물은 많은 양의 식물성 식이섬유를 소비하며, 그들의 장내 미생물은 이를 발효시켜 에너지를 생성하는 단쇄 지방산을 다량으로 생산합니다.

코끼리와 같은 동물의 장은 특히 이러한 발효 과정에 적합하게 발달되어 있습니다. 이들의 장은 섬유소와 다른 식물 기반의 성분을 효율적으로 분해하여 단쇄 지방산을 생성하고, 이것으로 그들의 에너지 수요의 상당 부분을 충당하게 됩니다. 실제로, 단쇄 지방산은 장내 미생물에 의한 발효를 통해 생성되며, 이들은 장 점막을 통해 흡수되어 주요 에너지원으로 사용됩니다.

이와 유사하게 인간의 경우에도 이 단쇄 지방산은 장 건강 유지와 에너지 공급에 중요한 역할을 합니다. 일부 연구에 따르면, 이러한 단쇄 지방산이 제공하는 에너지가 전체 섭취 열량의 최대 10%에 달할 수 있다고 합니다. 이런 에너지원으로서의 용도 외에도 다음과 같은 적지 않은 장점이 있습니다. 이는 장내 미생물과 호스트인 인간 간의 상호 작용이 얼마나 중요한지를 보여줍니다.

- *장 건강 개선:* 단쇄 지방산은 대장 점막의 세포에 에너지를 공급하고, 장의 건강을 유지하는 데 중요한 역할을 합니다. 특히 부티르산은 대장 세포의 주요 에너지원으로, 장 점막의 무결성과 기능을 유지하는 데 필수적입니다.

- *염증 감소:* 단쇄 지방산은 항염증 효과를 가지며, 장내 염증을

감소시키는 것으로 보고되었습니다. 이는 염증성 장 질환(IBD) 같은 질병의 예방 및 관리에 도움이 될 수 있습니다.

• 대사 건강 증진: 단쇄 지방산은 인슐린 감수성을 개선하고, 지방 대사를 조절하는 데 기여합니다. 이로 인해 당뇨병 및 비만과 같은 대사성 질환의 위험을 감소시킬 수 있습니다.

• 암 예방 효과: 일부 연구에서는 단쇄 지방산이 대장암을 포함한 일부 종류의 암 세포 성장을 억제할 수 있다는 증거를 제시하고 있습니다. 특히 부티르산은 암세포의 성장을 억제하고 정상 세포의 생존을 증진하는 효과가 있습니다.

• 신경계 보호: 단쇄 지방산은 뇌 건강에 긍정적인 영향을 미치며, 신경 염증을 감소시키고, 뇌 기능을 향상시키는 것으로 알려져 있습니다. 이는 우울증과 같은 신경 정신적 장애의 증상 완화에 도움이 될 수 있습니다.

• 면역 체계 강화: 단쇄 지방산은 장내 면역 체계의 활성화를 촉진하며, 전반적인 면역 체계의 건강을 지원합니다.

장내 미생물 총량(Biomass) 증가

풍부한 식이섬유는 장내 세균들의 먹거리로서 장내 유산균의 생장을 촉진하게 됩니다. 이를 통해 바이오매스(Biomass, 생물량)가 증가하게 되고, 이는 여러 측면에서 우리에게 도움이 될 수 있습니다.

- 유익한 세균의 생장으로 인한 유해 세균의 생착을 저지합니다.
- 죽는 박테리아의 수도 많아지며 전반적인 변의 양을 늘립니다(변을 이루는 구성 성분 중 식이섬유와 비등한 정도의 양을 차지하는 것이 바로 죽은 박테리아입니다.).
- 장 세포에서 사용하는 여러 유용한 물질들을 원활히 제공해 장내 세포 건강에 도움을 줍니다.

가스, 팽만감의 증가

식이섬유가 대장에서 발효될 때 생기는 부산물 중 일부는 사람을 불편하게 만들 수 있는데, 이에는 주로 가스와 복부 팽만감이 포함됩니다. 대장에서 식이섬유가 발효되는 과정은 메탄, 수소, 이산화탄소와 같은 가스를 생성할 수 있습니다. 이러한 가스는 일반적으로 소화 과정의 자연스러운 부산물이지만, 양이 과도하게 발생하면 복부 팽만감, 불편함, 심한 가스 방출로 이어질 수 있습니다.

발효 과정에서 생성된 가스는 복부 팽만감을 일으킬 수 있습니다. 이는 복부가 부풀어 오르고 긴장되는 느낌을 줄 수 있으며, 때로는 불편함이나 통증을 동반합니다. 이를 심하게 느끼는 분들은 식사를 하지 못할 정도로 팽만감을 느끼고, 일상생활이 불가할 정도의 불편을 느끼게 됩니다. "턱 밑까지 가스가 가득 차서 숨쉬기 힘들다"라고 표현하는 분들도 있습니다. 이런 복부 팽만감은 특히 장이 민감한 과민성 장증후군에서 심하게 느낍니다.

이러한 불편함은 주로 식이섬유의 섭취량을 갑자기 크게 늘렸을 때 또는 특정 유형의 식이섬유(특히 발효성이 높은 식이섬유)를 많이 섭취했을 때 발생할 수 있습니다. 또한, 개인의 장내 미생물 구성과 소화능력에 따라 가스 생성과 불편함을 느끼는 정도에 차이가 있을 수 있습니다. 이러한 불편함을 줄이기 위해 식이섬유의 섭취량을 점진적으로 늘리고, 충분한 수분을 섭취하는 것이 중요합니다. 또한, 어떤 식이섬유가 불편함을 유발하는지 주의 깊게 관찰하고, 필요에 따라 식이조절을 고려하는 것도 도움이 될 수 있습니다. 이에 관해서는 뒤에서 한 번 더 다루도록 하겠습니다.

식이섬유의 이점들

식이섬유는 위의 효과들의 총합으로서 다음과 같은 이점을 우리에게 제공합니다. 단지 변을 잘 보게 하는 것만이 아닌 우리의 몸을 유지하고, 조절하는데 긍정적인 영향을 미치게 되는 것입니다. 한번 알아봅시다.

- **배변 활동 개선:** 식이섬유는 대장을 통과하며 수분을 흡수하고 대변의 부피를 증가시켜 줍니다. 이는 배변을 더 쉽고 규칙적으로

로 만들어 변비를 예방하고 완화하는 데 도움이 됩니다.

- **체중 감량 지원:** 식이섬유는 포만감을 높여주어 식사량을 자연스럽게 줄이는 데 도움이 됩니다. 또한, 소화 과정을 느리게 하여 식사 후 긴 시간 동안 포만감을 유지할 수 있게 해줍니다. 이는 과식을 방지하고 체중 관리에 도움을 줍니다.

- **혈당 상승 억제:** 식이섬유는 소화 속도를 늦추고, 탄수화물의 흡수를 지연해 식사 후 혈당 상승률을 낮출 수 있습니다. 이는 당뇨병 관리에 중요한 요소로, 혈당 조절에 도움을 줍니다.

- **콜레스테롤 수치 조절:** 특히 수용성 식이섬유는 콜레스테롤과 결합하여 콜레스테롤의 재흡수를 막습니다. 이로 인해 혈중 LDL(나쁜 콜레스테롤) 수치가 감소하며, 심장 질환의 위험을 낮출 수 있습니다.

- **대장암 예방:** 식이섬유의 섭취는 대장의 건강을 유지하고, 발암 물질의 대장 통과 시간을 단축(장이 빠르게 움직이게 함)해 이들 물질과 대장 점막의 접촉 기회를 줄입니다. 또한, 식이섬유가 발효되며 생성되는 단쇄 지방산은 대장 세포의 건강을 유지하는 데 도움이 됩니다. 이러한 작용은 대장암 발생 위험을 경감하는 데 기여할 수 있습니다.

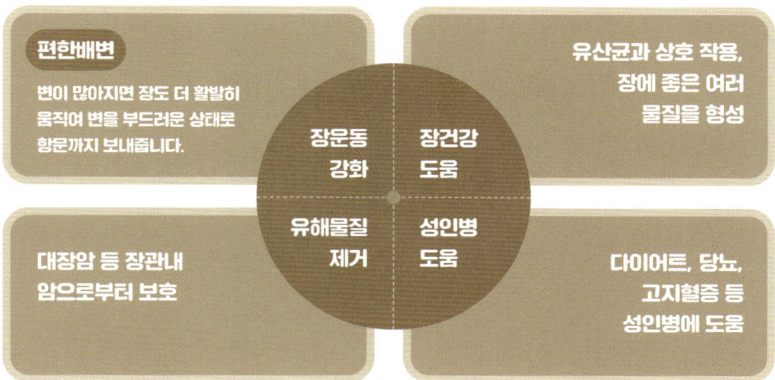

부록 1-2 **식이섬유의 역할**

03

어떤 식이섬유를 먹어야 하나?

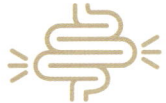

식이섬유는 다 좋은가요? 지금까지 식이섬유의 정의와 효능에 대해서 알아보았습니다. 식이섬유, 알면 알수록 우리 몸에 중요한 영양소로 생각됩니다. 여러분이 보셔도 필수 영양소로 평가될 만하지요? 그럼 많이 먹을수록 좋은 것일까요? 아닙니다! 식이섬유의 종류와 섭취량에 따라 여러 문제와 불편을 초래할 수 있답니다. 우선 어떤 문제가 생길 수 있는지 알아보고, 또 어떤 식이섬유가 이런 문제를 만들어 내는지 알아보고, 나에게 맞는 식이섬유를 찾아보도록 합시다.

식이섬유 과다 복용에 따른 문제점들

식이섬유를 과다 섭취하면 설사·구토·복부 팽만·두통 등의 부작용이 발생할 수 있습니다. 쉽게 생각하면 변이 너무 많아져서 장이 너무 빠르게 움직여 변의 물이 흡수될 틈도 없이 대장으로 이동해 설사를 유발하게 되고, 장내 유산균이 발효를 너무 많이 하여 가스를 많이 만들어 가스 팽만, 복부 불편감을 유발합니다. 게다가 수분 섭취가 부족하거나, 장이 느린 경우 이 많은 식이섬유가 덩어리지며 단단한 돌덩어리(피토베조르, 식물위석증)처럼 변해 장을 막을 가능성도 생기게 됩니다.

과민성 대장증후군 등으로 장이 민감한 사람들은 이러한 부작용에 대한 불편감을 심하게 느끼게 되며, 심지어 일상생활이 불가할 정도의 고통을 느끼기도 합니다.

- 위장관 통증, 숨쉬기 힘들 정도의 가스 참, 팽만감
- 심한 설사 및 복부 불편감으로 실금 및 삶의 질 저하
- 경련성 변비 및 복부 팽만으로 약물 오남용과 이로 인한 장 기능 약화

식이섬유에 대한 상한 섭취량 기준은 설정되어 있지 않습니다. 그러나, 미국 애리조나 대학에서의 연구에 따르면, 성인 기준으로 1일

섭취량이 50g을 초과하게 되면 다양한 부작용이 발생할 수 있다고 합니다. 위의 부작용 외에도 필수 영양소의 흡수 장애까지 발생할 가능성이 있다고 합니다.

- 장운동 증가로, 대장 통과 시간 증가로 영양소의 장내 체류 시간 감소
- 변 전체에서 필수 영양소의 비율이 줄어들며 흡수 가능성 감소(장 점막과 접촉이 감소)

특히 성인에 비해 위 용량이 작은 어린이가 과량의 식이섬유를 섭취하게 되면 포만감으로 다른 식품의 섭취를 자제하게 되고, 소장에서의 소화, 영양 성분의 흡수를 방해함에 따라 성장을 위한 칼로리, 영양소 보충에 문제가 발생할 수 있습니다. 또한 일부 식이섬유는 무기질과 흡착하여 불용성 화합물을 형성하는 피트산(phytic acid) 또는 수산(옥살산, oxalic acid)을 함유하고 있어 어린이의 성장 발달에 필수적인 칼슘, 철, 마그네슘, 구리, 인, 아연 등의 흡수를 억제하여 체내에 필요한 필수 미네랄의 결핍을 초래할 수 있습니다.

이러한 부정적인 측면을 최소화하기 위해서는 식이섬유 섭취량을 점진적으로 늘리고, 과한 복용을 줄이며, 충분한 수분을 섭취하여 변이 단단히 굳어버리는 것을 예방해야 합니다. 또한 식이섬유에 대해

좀 더 잘 알고, 나에게 불편감을 끼칠 수 있는 식이섬유 섭취를 피하기 위해 노력해야 하겠죠?

자, 그렇다면 어떤 식이섬유를 먹는 것이 좋을까요? 식이섬유 섭취의 목표는 식이섬유의 효용성은 최대화하면서 불편감을 줄이는 것이죠. 개인에 따라 적절한 식이섬유의 종류와 양은 다를 수 있습니다. 식이섬유의 특성들을 파악하고 나에게 맞는 식이섬유를 선택하는 것이 중요합니다. 또한 너무 편중된 식이섬유 섭취는 좋지 않으니, 다양한 식이섬유를 적절하게 섭취하는 것이 중요하겠습니다.

구조에 따른 식이섬유 분류

식이섬유는 특성에 따라 물에 녹는 특징을 지닌 수용성 식이섬유와 물에 녹지 않는 불용성 식이섬유로 나눌 수 있습니다. 또한 식이섬

식이섬유(Dietary Fibre, DF)

고분자 식이섬유 (High Molar Weigth DF)		저항전분 (Resistant Starch)	저분자 식이섬유 (Low Molar Weight DF)
불용성	**수용성**	· 저항성 전분 1	· 이눌린
· 셀룰로즈	· 검류	· 저항성 전분 2	· 과당 올리고당
· 리그닌	· 카리 기는	· 저항성 전분 3	· 유당 올리고당
· 불용성 펙틴	· 수용성 펙틴	· 저항성 전분 4	· polydextrose
· …	· …		· resistant maltodextrin

부록 1-3 식이섬유의 분류 | 출처: 한국소비자원 식이섬유 강조 가공식품 표시·안전 실태조사

유의 분자 구조에 따라 다음과 같이 세분화하기도 합니다.

고분자 식이섬유 (High Molar Weight Dietary Fibre, HMWDF):

고분자 식이섬유는 주로 식물의 세포벽 구성 성분인 셀룰로스, 헤미셀룰로스, 리그닌 등에서 찾을 수 있습니다. 우리가 식이섬유나 파이버라고 하면 우선 떠올리는 식물의 줄기, 단단한 씨앗이나 껍데기 등에 함유된 것입니다.

이들은 주로 불용성 식이섬유로 분류됩니다. 이런 유형의 식이섬유는 대부분 물에 녹지 않고, 소화 효소에 의해 분해되지 않으며, 소화관을 통과하면서 대변의 부피를 증가시키고, 장을 통과하는 시간을 단축합니다. 일부는 발효되어 장내 미생물에 의해 사용될 수 있으나, 주된 효과는 불용성 특성에 기인합니다. 그야말로 변을 크게 형성하는 데 주요한 식이섬유라고 할 수 있겠네요. 대표적인 예로는 다음이 있습니다.

- 셀룰로스: 과일, 채소, 전곡류, 콩 등에 들어 있는 주요 구조적 섬유.
- 헤미셀룰로스: 곡물의 겨와 같은 식물성 식품에서 발견됩니다.
- 리그닌: 목질 부분에 많이 포함되어 있으며, 견과류, 채소, 씨앗의 단단한 부분에서 주로 발견됩니다.

저항 전분 (Resistant Starch, RS):

우리가 먹는 쌀은 대부분 전분의 형태로 존재합니다. 우리 몸에서 이를 여러 소화 효소에 의해 몇 번의 분해 과정을 거쳐서 포도당 등의 단당(하나의 당)으로 소분하여 우리 몸에 흡수되게 합니다. 모든 전분을 우리 몸이 분해하여 흡수할 수 있는 것은 아닙니다. 그런 것들을 가리켜 저항을 띈 전분, 즉 저항 전분이라고 합니다. 소화할 수 없는 큰 덩어리의 탄수화물이라고 할 수 있겠죠?

저항 전분은 일부 불용성 식이섬유로서 변을 형성하는 효과가 있지만, 많은 경우 수용성으로 젤 형태가 될 수 있어 수용성 식이섬유가 가지는 이점들을 제공합니다. 이러한 점에서 저항 전분은 불용성과 수용성의 특성을 모두 보이는 중간자적 식이섬유라고 할 수 있습니다.

저항 전분은 여러 유형으로 분류되며, 주요 해당 식품을 보시면, "아, 이런 것들이 저항전분이구나!"하게 되실 겁니다.

- RS1 : 식품의 자연적인 구조 내에서 보호되는 전분으로, 전곡류, 콩, 견과류, 씨앗과 같은 식품에 포함되어 있습니다.
- RS2 : 자연 상태의 원형 전분으로, 날 감자나 녹말이 풍부한 바나나에 많이 포함되어 있습니다.
- RS3 : 익히고 식힘으로써 생성되는 전분으로, 냉장 저장된 감자, 파스타, 냉동 쌀, 빵에서 발견됩니다.
- RS4 : 화학적으로 변형되거나 가공된 전분으로, 식품 첨가물에서 일반적으로 사용됩니다.

저분자 식이섬유 (Low Molar Weight Dietary Fibre, LMWDF)

저분자 식이섬유는 주로 수용성 식이섬유의 특성을 가집니다. 이 유형의 식이섬유는 물에 녹아 젤과 같은 점성을 형성할 수 있으며, 소장에서 서서히 소화되거나 대장으로 전달되어 발효됩니다.

저분자 식이섬유는 주로 올리고당류와 같은 난소화성(잘 소화되지 않는 것) 소당류로 구성되며, 이들은 대장에 도달하여 프리바이오틱스로 작용합니다. 이 과정에서 장내 유익한 미생물의 성장을 촉진하고, 이러한 미생물이 생성하는 단쇄 지방산은 장 건강을 지원하고 전반적인 대사 건강에 긍정적인 영향을 미칩니다.

저분자 식이섬유는 이러한 수용성 특성으로 인해 혈당 조절, 콜레스테롤 수치 감소, 포만감 증진 등의 이점을 제공합니다. 하지만 이와 함께 가스 팽만이나, 변을 묽게 하는 등의 불편감을 초래할 가능성도 높아집니다.

여러 저분자 식이섬유가 있지만, 그 중 다음과 같은 올리고당류가 주요하며, 특정 음식에 다량 존재합니다. 이러한 음식들은 배에 가스가 차고, 변이 묽어서 항상 배가 불편하신 분들이라면 피하는 것이 좋겠습니다. 포드맵(FODMAP) 음식은 대부분 이 저분자 식이섬유에 포함됩니다.

- 프럭토올리고당 (Fructooligosaccharides, FOS): 뿌리채소, 양파, 마늘 등에 자연적으로 존재하며, 유익한 장내 박테리아의 성장을 촉진합니다.

> - 갈락토올리고당 (Galactooligosaccharides, GOS): 우유와 유제품에서 주로 발견되며, 유산균의 성장을 돕는 것으로 알려져 있습니다.
> - 잔탄검 (Xanthan Gum) 및 구아검 (Guar Gum): 식품 첨가물로서, 물에 녹아 점성을 형성하여 소화를 조절하고 포만감을 제공합니다.

또한 식품에 존재하는 천연 식이섬유와 공장에서 만들 수 있는 합성 식이섬유로 분류할 수도 있답니다.

식품에 존재하는 천연 식이섬유로는 셀룰로스, 이눌린, 천연올리고당, 펙틴, 알긴산 및 각종 검류(구아검 등)가 있습니다. 합성 식이섬유에는 설탕(sucrose), 과당(fructose)을 이용해 합성하거나 이눌린을 가수분해해 생산한 프락토올리고당(fructo-oligosaccharides) 등과 포도당·구연산·솔비톨을 원료로 하여 고온·감압 하에서 합성한 물질인 폴리덱스트로스(polydextrose) 등이 있습니다. 프락토올리고당은 프리바이오틱스(pre-biotics, 유산균의 먹이로, 유산균 제제에 첨가하는 경우가 많습니다.)로 많이 사용되고 있는 식이섬유입니다.

04

특성에 따른
식이섬유의 분류

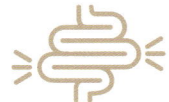

수용성과 불용성

이제 식이섬유를 분류해서 나에게 맞는 식이섬유를 찾아봅시다. 먼저 수용성과 불용성부터 생각해 보도록 합시다. 식이섬유라고 하면 야채, 채소들이 생각납니다. 아무래도 물에 녹을 것 같지는 않죠? 하지만 실제로는 물에 녹는 식이섬유들이 있습니다. '미에로 화이바'라는 음료수를 알고 계시죠? 이 음료는 수용성 식이섬유를 포함한 혼합 음료입니다. 이처럼 식이섬유 중에도 물에 녹아 대장 내에서 여러 세균들과 상호 작용하고 흡수될 수 있는 수용성 식이섬유가 있고, 또한 물에 녹지 않아 흡수되지 않고 덩어리 째로 대장에 남아 변을 크게 형성

하는 불용성 식이섬유가 있습니다.

먼저 수용성 식이섬유부터 살펴보지요. 콩, 해조류, 과일 등에 많은 편인 수용성 식이섬유는 물에 녹아 쉽게 장내 점막에 닿고 장 점막에 존재하는 다양한 유산균들의 먹이가 되는 식이섬유입니다. 수용성 식이섬유는 유산균의 먹이가 되어 식이섬유의 중요 효과인 유익균 생장이나 수분 보수(점성), 그리고 발효를 통한 단쇄 지방산의 생성, 가스의 생성, 기타 부산물의 생성 등에 영향을 미칩니다.

이처럼 이야기만 들어서는 아주 좋을 것 같지만, 수용성 식이섬유는 변을 형성하는 효과가 적습니다. 즉, 변의 양을 늘리는 데는 큰 역할을 하지 못합니다. 또한 수용성 식이섬유만을 잔뜩 먹는다면 어떻게 될까요? 소화가 안 된 상태로 대장에 도착한 다량의 수용성 식이섬유는 과하게 발효가 되며 엄청난 가스를 만들고 복부 팽만을 일으킬 것입니다. 또, 미처 발효되지 못한 수용성 식이섬유는 흡수되지 못하고 삼투압에 의한 작용으로 설사를 일으키고, 복통의 원인이 될 것입니다. (식이섬유의 장내 삼투압 증가와 장내 발효)

다음으로 불용성 식이섬유에 대해 알아봅시다. 통곡물, 채소, 과일의 껍질 등에 많은 불용성 식이섬유는 물에 녹지 않는 식이섬유로 대장 내에 남아 대변의 부피를 증가시키는 역할을 하게 됩니다. 그냥 불용성 식이섬유들이 쌓여 변이 되는 것이 아니라 변이 형성되는 핵으로 작용하고 수분을 끌어들여 저장함으로서 대변의 부피를 증가시키게 됩니다. 커진 변은 장의 움직임을 자극하면서 장 통과 시간을 줄여 변비 완화 효과가 있습니다. 스펀지와 같은 역할을 하며 장내 유해 물질을 흡착하고, 장 통과 시간을 줄여 유해 물질의 장내 지속 시간을 줄여서 장 건강에 영향을 주게 됩니다.

쉽게 말해서 변을 만드는 데 탁월한 역할을 한다는 뜻입니다. 하지만 식이섬유의 주요 효과인 유산균과의 상호 작용이 적습니다. 그렇다면 우리가 불용성 식이섬유만을 먹는다면 어떻게 될까요? 장내 세균들은 모두 손가락만 빨고 먼 산만 쳐다보다가 결국 먹을 것이 없는 우리 몸을 떠나게 되겠죠. 호텔 뷔페에 왔는데 먹을 수 없는 음식만 계속 나오는 것이랑 똑같습니다.

수용성 식이섬유는 콩류, 해조류, 과일류에 주로 포함되어 있으며, 불용성 식이섬유는 통곡물, 채소, 과일의 껍질 등에 많이 포함되어 있습니다. 하지만 하나의 식품이 수용성과 불용성 식이섬유를 동시에 가지고 있는 경우가 많습니다. 그렇기에 이쪽은 수용성, 이쪽은 불용성 이렇게 나눌 수 있는 것이 아니라, 이쪽은 수용성의 비율이 높고, 저쪽은 불용성이 비율이 높다, 정도의 스펙트럼 개념으로 접근해야 합니다. 즉, 어느 쪽이 더 우세하게 들어 있다 정도로 생각하시면 될 것 같습니다.

콩, 견과류, 밀, 호밀, 양파, 마늘 등은 수용성의 비율이 높으며 견과류, 씨앗, 식물의 줄기와 껍질은 셀룰로스, 메틸셀룰로스 등의 불용성 비율이 높습니다.

중간의 저항 전분(콩, 바나나, 감자, 밥 등) 등은 수용성에 가까우나, 불용성 비율이 좀더 높다 이렇게 볼 수 있겠죠? 중간의 차전자피와 귀리 같은 경우 수용성·불용성의 비율이 적절하여, 두 가지의 효과를 모두 기질 수 있어 단일 식품, 제제로서 변비에 뛰어난 효과를 보여줄 수 있는 것입니다.

점성과 비점성

수용성과 불용성은 이제 좀 알겠죠? 그런데 점성과 비점성은 뭘까요? 점성(粘性)이란 물에 녹아서 '겔', '우묵가사리' 같은 젤리 형태로 뭉치는 속성을 말합니다. 불용성 식이섬유는 일반적으로 점성을 가지지 않습니다. 물에 녹지 않기 때문이지요!

수용성 식이섬유는 물에 녹는 특성을 가지고 있으나, 수용성 식이섬유가 모두 점성을 가진 것은 아닙니다. 이들 중 일부만이 물과 반응하여 점성을 형성하는 겔을 만듭니다. 가끔 차전자피나 구아검 등의 제품을 선전하는 영상에서 물에 섞은 후 시간이 경과하면 점성을 보이는 젤이 형성되는 것을 보신 적 있을 겁니다.

수용성 식이섬유와 점성

점성을 형성하는 수용성 식이섬유는 물에 녹아 점성 겔을 형성하며, 주위의 영양소들과 하나의 끈적한 덩어리를 만듭니다. 끈적한 젤은 장내에서 음식의 이동 속도를 더디게 하여 설사를 줄이고, 여러 영양소와 겔처럼 끈적하게 섞인 상태로 유지되며, 당과 지질을 꼭 끌어안게 됩니다. 이 때문에 당이 빠르게 흡수되어 혈당이 갑자기 오르는 것을 줄일 수 있으며, 콜레스테롤 흡수를 줄이는 데 도움을 주는 것입니다.

이런 점성을 지닌 수용성 식이섬유는 베타글루칸(귀리나 보리에 풍부), 펙틴(과일에 많이 함유), 구아검(식품 첨가물로 사용됨) 등에 주로 함유되어 있습니다. 물론 널리 변비약으로 사용되는 차전자피도 점성을 지니고 있습니다.

수용성 식이섬유와 비점성

점성을 형성하지 않는 수용성 식이섬유는 물에 녹지만 겔을 형성하지는 않습니다. 그러나 여전히 대장에 도달하여 유익한 장내 미생물의 성장을 촉진하고, 발효 과정에서 건강에 좋은 단쇄 지방산을 생성하는 등의 효과를 보여줍니다. 하지만 점성을 보임으로서 우리가 얻을 수 있는 유익한 점, 즉 장운동 시간 조절 및 보수성으로 인한 설사 감소(묽은 변을 뭉쳐지도록)나 혈당 및 콜레스테롤 흡수 조절 등의 효과는 적을 수밖에 없습니다.

이런 비점성 식이섬유는 이눌린(마늘, 아티초크, 양파 등에 함유)과 프럭토올리고당이 있습니다.

포드맵

포드맵(FODMAPs)은 이미 본문에서 밝힌 것처럼, Fermentable (발효되는) Oligo-, Di-, Monosaccharides And Polyols의 약자로, 소화와 흡수가 잘 안 되고 대장에 남아 발효되는 올리고당류, 이당류, 단당류

	수용성				불용성
분류	저분자 식이섬유	저항전분			고분자 식이섬유
장점	비점성	점성	점성	-	-
장점	유산균 증식에 매우 뛰어남	장내 세균 총 증식, 혈당, 콜레스테롤 감소, 완화 효과, 높은 보수성	변비에 가장 뛰어남	변비에 좋은 효과, 대장 통과시간 가속	변비에 좋은 효과, 대장 통과시간 가속, 가스 생성 적음
단점	고 포드맵이라 가스 많음, 완화 효과 거의 없음	가스 생성	가스 생성	가스 생성	장내 세균 영양 적음
성분	갈락토올리고당, 프락토올리고당 (Prebiotics)	저항전분, 펙틴, 구아검, 이눌린	차전자피, 아스파굴라, 귀리	밀기울, 리그닌, 과일, 채소	셀룰로스, 메틸셀룰로스
음식	콩류, 견과류, 밀, 호밀, 양파, 마늘, 아티초크	콩, 호밀빵, 보리, 미숙 바나나, 메밀가루, 감자, 밥	씨앗 차전자, 귀리	야채, 과일, 밀기울, 통곡물, 호밀, 현미 등, 퀴노아, 아마씨	고섬유질 곡물, 견과류, 씨앗, 식물의 줄기 껍질

부록 1-4 수용성-불용성 스펙트럼

특성에 따른 식이섬유의 분류

그리고 폴리올 등을 의미합니다.

포드맵이 높은 식품은 수용성 식이섬유를 함유할 수 있지만, 모든 수용성 식이섬유가 포드맵으로 구성된 것은 아닙니다. 예를 들어, 견과류와 과일에는 수용성 식이섬유가 많지만, 특정한 종류의 과일과 견과류만이 FODMAPs가 높다고 할 수 있습니다.

이들은 발효 가능한 짧은 사슬의 탄수화물로서, 흡수되지 않고 대장으로 이동하여 대장균에 의해 발효되는 과정에서 가스를 생성하고, 일부 사람들에게 복부 팽만감, 가스, 설사 또는 변비와 같은 증상을 유발할 수 있습니다.

이런 포드맵이 무조건 나쁜 것은 아닙니다. 발효되어 좋은 영양소를 줄 수 있는 것이지요. 하지만 장이 민감한 과민성 장증후군 환자에게는 이러한 포드맵 음식 과다 섭취가 복부 팽만, 설사 등 불편감의 주요 원인이 되기 때문에 적게 먹는 것이 좋은 것이죠. 먹어도 아무 불편이 없다면 굳이 안 먹으려 노력할 필요가 없다는 뜻입니다.

마치 유당 불내성이 있어 설사하는 사람이 우유를 피하는 것과 비슷한데요. 우유를 잘 소화하는 사람이라면 우유를 피할 필요가 없는 것과 마찬가지입니다. 하지만 불편하면서 이런 음식을 고집할 필요는 없겠죠? 매운 것을 먹으며 설사하는 사람에게 필요한 치료가 계속 매운 것을 먹으며 약을 먹는 것일까요? 아니면 매운 것을 끊는 것일까요?

그렇다면 포드맵이 다량 함유된 주요 음식은 어떤 것이 있을까요? 세부적으로 알아보아야 합니다.

먼저 올리고당(Oligosaccharides)이 있습니다. 프럭탄(fructans)과 갈락토올리고당(galacto-oligosaccharides, GOS)이 여기에 속합니다. 이들은 주로 마늘, 양파, 밀, 호밀, 보리 등에서 발견됩니다. 합성 가능한 프럭토올리고당은 요즘 프리바이오틱스로 자주 사용되고 있습니다. 유산균을 먹고 변이 더 묽어지거나 가스가 많이 차는 증상이 있는 환자분들이 정말 많습니다. 이런 분들은 프리바이오틱스가 함유된 식이섬유를 피하는 것이 좋습니다.

또한 중요한 포드맵인 프럭탄 같은 경우 밀가루에 많이 포함되어 있습니다. 일반인이 이러한 프럭탄을 섭취하는 주된 음식이 밀가루라고 합니다. 빵이나 면을 주로 먹으면 속이 더부룩하고 좋지 않은 이유를 이제 아시겠죠?

다음으로 Disaccharides(이당류)가 있습니다. 대표적인 예는 락토스(lactose)입니다. 유당은 우유와 유제품에 들어 있으며, 유당을 분해하는 효소인 락타아제가 부족한 사람들은 락토스를 소화하는 데 어려움을 겪을 수 있습니다. 이를 유당 불내성이라고 합니다. 전세계적으로 70%에 가까운 성인은 이러한 유당 불내성을 갖게 되며, 유당이 포함된 우유, 요구르트, 치즈 그리고 유당에서 유래된 단백질 제품들(단백질 음료, 파우더 등)을 먹으면 설사, 복부 불편감, 가스 팽만 등의 불편감이 발생하게 됩니다. 이 외에도 락툴로오스와 같은 합성 이당류는 몸에서 분해 흡수되지 않아 변을 묽게 하는 삼투성 하제로도 사용됩니다.

그리고 단당류(Monosaccharides)가 있습니다. 과당(Fructose)은 사과, 배, 꿀, 아가베 시럽 등에 풍부하며, 이 중에서도 과당이 높은 식품이 포드맵에 속합니다. 포도당과 함께 소비될 때보다 과당만 높은 식품을 섭취할 때 소화 흡수에 더 문제가 발생할 수 있습니다. 적절한 양은 몸에서 흡수되나, 과량 섭취 시 미처 소화하지 못한 과당은 대장에 남아 발효되며 가스를 만들어 불편을 일으킬 수 있습니다.

끝으로 폴리올(Polyols)입니다. 자일리톨(Xylitol), 솔비톨(Sorbitol), 말티톨(Maltitol) 등이 여기에 속합니다. 이들은 과일과 채소에 존재하거나 인공 감미료로 사용됩니다. 이런 폴리올은 단맛이 나지만 분해가 되지 않아 다이어트 음료 등 식품 첨가제로 단맛을 내는데 많이 사용됩니다(당도가 있지만 칼로리는 낮은 것). 이러한 폴리올은 흡수되지 않고 장에 남아 삼투압 효과로 변을 묽게 하고, 장내에서 발효돼 가스 팽만 등의 불편감을 일으킬 수 있게 됩니다.

포드맵이 소화기에 미치는 영향은 개인에 따라 다르지만, 과민성 장증후군을 가진 사람들에게 이들 성분은 가스, 복부 팽만, 설사 또는 변비와 같은 증상을 유발할 수 있습니다. 이러한 이유로, 포드맵이 낮은 식단이 과민성 장증후군 관리에 도움이 될 수 있습니다. 따라서 다양한 식이섬유를 골고루 먹되 자신의 상태에 따라 필요한 것을 더 섭취하고, 불편을 끼치는 것은 줄여서 먹는 것이 중요합니다.

식이섬유 각각은 나름의 특성이 있기 때문에 무엇이 좋다거나 좋지 않다고 할 수는 없으며 각각 장단점을 지닙니다. 전반적으로는 수용성과 불용성의 효과를 동시에 갖춘, 좋은 음식을 섭취하는 것이 좋습니다. 즉, 충분한 수분을 머금을 수 있는 점성을 보이는 것과 변을 늘리는 불용성을 적절하게 섭취해야 합니다. 가령 수용성이 강한 저분자 식이섬유만 잔뜩 먹으면 설사와 복부 팽만이 심해질 것입니다. 불용성이 높은 식물의 줄기와 뿌리 등만 잔뜩 먹으면 변이 큰데 오히려 단단해지고 식이섬유의 고유 특성인 장내 미생물 생장, 콜레스테롤 및 당 대사 도움 등의 효과는 얻을 수 없습니다. 적절한 것이 좋으며, 너무 치우치면 좋지 않습니다

결론적으로 식이섬유의 특성을 극대화하기 위해서는 수용성과 불용성을 골고루 섭취하되, 점성을 지닌 것들이 좀 더 효과가 좋고, 비점성에 가까울수록 복부 불편감(팽만이나 설사)를 일으킬 수 있으니 다음 스펙트럼에서 수용성과 불용성을 모두 포함한 식이섬유를 주로 섭취하는 게 좋습니다. 변이 묽거나 가스 팽만 등의 불편감을 자주 느끼신다면 비점성 수용성 식이섬유, 포드맵이 과하게 함유된 음식을 피하는 것이 좋겠습니다. 중도가 좋습니다! 어떤 음식이든 그 안의 식이섬유를 보면 한 가지 특성만 가지지는 않습니다. 스펙트럼과 같은 것입니다. 특정 성분이 많은 음식은 특정 장점을 갖지만 단점도 갖게 되는 것입니다. 나에게 필요한 것을 감안하여 필요한 성분이 더 많은 음식을 찾되, 내가 불편한 것이 있다면 이런 것과 연관 있는 성분은 피하기 위해 노력해야 합니다.

05

식이섬유
선택법

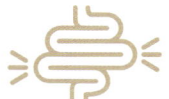

식이섬유와 대변

변이 단단하고, 며칠에 한 번 정도로 배변 빈도가 적은 분들은 많은 경우 변이 부족합니다. 우리 몸이 변을 만드는 것은 아닙니다. 먹어서 변을 만들어 줘야 하는 것입니다.

변을 보는데 가장 중요한 것은 먹는 것입니다. 내가 먹지 않는데 변이 생길 수는 없습니다. 내가 변을 만드는 것은 아니잖아요? (굳이 말하자면, 소량의 점액이나 유산균의 사체 등이 변을 형성하기는 합니다.) 변이 없는데 변을 볼 수는 없는 것입니다. 일주일간 내가 식사를 하지 않는다면 과연 일주일간 변이 나올까요?

안 나오는 것이 정상입니다!

변이 없으면 장은 할 일이 없어서 잘 안 움직이게 됩니다. 그럼 변은 장 안에 오래 머무르는 동안 물을 뺏겨서 점점 단단해지고 이 때문에 변을 보기가 힘들어지고 항문이 찢어지며, 변이 막혀서 관장을 하거나 파내야 하는 일이 생기게 되는 것이죠.

우리가 식이섬유를 충분히 섭취하여, 변을 많이 그리고 계속해서 공급하게 되면 장은 할 일이 많아지니, 꾸준히 움직이게 됩니다. 변의 대장 통과 시간이 짧아지게 되어 변은 물을 다 뺏기기 전에 부드러운 상태로 항문에 도달합니다. 이런 부드러운 변은 배출도 편합니다.

변 내의 식이섬유

변을 늘리는 것이 바로 식이섬유입니다. 밥, 빵, 면, 고기 등은 우리 몸에서 대부분 흡수가 됩니다. 변을 거의 만들지 않는 것이죠. 맨날 밥에 물 말아 먹고, 죽만 먹고, 빵이나 과자만 먹는다면 변은 거의 없게 되는 것이죠. 제가 10여 년 동안 진료하며 한 달에 1번 변을 본다는 환자를 2명 보았습니다. 둘 다 집에서 거의 활동을 하지 않으며, 과자나 빵 조각 등만 먹으면서 지내던 분들입니다. 나이도 20대였습니다. 이 환자들에게 단지 간단한 식이섬유를 처방한 것만으로도 2-4일에 한 번씩 변을 잘 볼 수 있게 되었습니다.

중요한 것은 식이섬유가 풍부한 야채나 과일을 많이 먹는 것입니다. 과일에 당분이 많아 걱정되신다면 야채를 풍부하게 먹는 것이 좋겠죠. 많은 환자들이 '저는 야채 위주로 먹어요⋯.'라고 하지만 소량으로만 먹는다면 변이 충분하지 않을 것입니다. 야채를 많이 먹는 것이 중요합니다.

식이섬유 약재의 필요성

식이섬유가 풍부한 야채 식사, 언제 마지막으로 해보셨나요? 현대인은 점차 식생활도 변화하고 있습니다. 도시화, 이른 출근, 긴 출퇴근 시간, 핵가족화, 맞벌이 부부 증가 등의 이유로 점차 집에서 좋은 음식을 차려서 먹기 힘들어지고 있습니다.

야채를 많이 챙겨 먹으면 변이 좋다는 이야기는 어찌 보면 당연하게 여겨지는, 즉 우리 모두가 알고 있는 상식이지요. 하지만 바쁜 현대인들에게는 그림의 떡일 뿐입니다.

내가 잘 챙겨먹지 못한다면, 결국 나는 변비가 될 수밖에 없습니다. "밥맛이 없어서 먹기가 싫어요. 밥이 안 들어가요." → "네, 그러니 변비가 되지요." "바빠서 간단한 식사(햄버거, 김밥, 빵 등) 외에는 먹기 힘들어요" → "네. 그러면 변비가 될 수밖에 없습니다." 식이섬유를 충분히 섭취하여 변을 늘리지 않는데 변을 잘 볼 수는 없는 것입니다.

주위에 혈압약을 드시는 분들, 많으시죠? 혈압약을 먹는다고 고혈압이 낫는 것을 보셨습니까? 약은 낫기 위해 먹는 것이 아닙니다. 조절하기 위해서 먹고 있는 것입니다. 약을 끊게 되면 혈압은 다시 오릅니다. 하지만, 고혈압도 나을 수 있습니다. 운동해서 뱃살을 빼고, 짠 음식을 덜 먹고, 국물 섭취를 줄이면 혈압이 점차 떨어져 혈압약을 줄이거나, 끊을 수 있습니다. 하지만 그렇게 노력하는 사람이 많지는 않지요.

변비도 똑같습니다. 처방하는 약들로 변비가 나을 수는 없습니다. 약으로 배변을 2-3일에 한 번이라도 힘들지 않은 상태로 만드는 것뿐입니다. 혈압약의 경우처럼, 변비약도 끊을 수 있습니다. 식이섬유를 많이 먹고, 장운동 개선을 위해 호흡이나 자세를 개선하고, 운동량을 늘리며, 물도 많이 먹는다면? 변은 점점 묽어지게 될 것이고, 그럼 자연스럽게 약을 점차 줄여(그냥 마구잡이로 끊으면 예전으로 돌아갑니다.) 마침내는 완전히 끊을 수도 있는 것입니다. 그러나 내가 노력하지 않는다면, 즉 나의 식습관이나 생활 습관을 개선하지 않는다면? 아마도 현재 복용하는 변비약을 평생 먹어야 할 것입니다.

식이섬유 제제는 야채를 챙겨 먹기 힘든 현대인에게 간단하게 변을 늘려주어 좋은 변을 만드는 데 가장 핵심적인 효과를 발휘하게 됩니다. 또한 식이섬유 제제는 근처에서 쉽게 구할 수 있으며, 가격도 크게 부담이 되지 않는 정도입니다. 식사량이 적고 변이 항상 단단하여 불편하시다면? 식이섬유 제제를 드셔 보는 것이 좋은 방법입니다.

자, 식이섬유를 먹고 변을 잘 보신다면 다음을 기억하세요! 야채 한 움큼을 먹으면 식이섬유 한 포와 똑같은 양이라고 생각하시면 됩니다. 야채 두 움큼 정도 먹으면 식이섬유 두 포와 똑같다고 생각하시면 됩니다. 내가 식이섬유 두 포를 먹고 변을 아주 부드럽고 크게 잘 보았다면? 야채 두 움큼 정도를 매일 더 드신다면 똑같이 변을 볼 수 있다는 것입니다.

그럼 야채가 좋을까요, 식이섬유 제제가 좋을까요? 당연히 야채가 좋지요. 맛도 있고 비타민 등 다른 영양소도 많기 때문이죠. 그럼 오늘 야채를 평소보다 두 움큼 이상 더 먹었다면? 오늘은 식이섬유 제제를 섭취할 필요가 없겠죠? 너무 많은 식이섬유는 오히려 변을 너무 자주 보게 하거나, 설사나 가스 팽만 등을 만들기 때문이죠.

하지만 야채도 안 먹고 식이섬유 제제도 안 먹는다면 변이 부족할 것이고, 결국 변비는 다시 시작되겠죠. 그래서, 야채를 많이 먹은 날은 식이섬유 제제를 섭취하지 않아도 될 것입니다. 야채를 안 먹은 날은 식이섬유 제제를 두 포 드시면 되는 것입니다. 적당히 먹었다면? 식이섬유 제제를 한 포만 드시면 됩니다.

"내가 변을 잘 보기 위해, 어느 정도 변을 보장해 줘야겠다."라고 생각하시면 됩니다. 비타민을 왜 사서 드십니까? 내 몸에 부족할 것이라고 생각하니 채워주는 것이지요? 식이섬유도 이와 똑같습니다. 내 몸에 식이섬유가 부족해 변비 등 불편감이 생기니 필요한 만큼을 채워준다고 생각하시면 됩니다.

내성이요? 걱정하지 마세요. 야채 잘 먹으면 변만 잘 보던 사람이 야채를 안 먹어서 변비가 된다고 할 때, 야채에 내성이 생겼다고 하지는 않습니다. 변이 있으면 장이 잘 움직여서 변이 부드럽게 나오는 것입니다. 내성과는 전혀 상관이 없습니다.

그렇다면 어떤 음식으로 식이섬유를 보충해야 할지 알아볼게요. 다음 표는 보건복지부의 「상용 식품 중 식이섬유 함량 분석」 결과를 발췌한 것입니다. 함께 보면서 어떤 음식이 식이섬유 함량이 많은지, 어떤 음식으로 우리가 주로 식이섬유를 섭취하고 있는지를 먼저 알아보겠습니다.

보건복지부에서는 이 분석을 통해 다음과 같이 이야기 합니다. "본 분석 결과를 통해 제한적으로 추정된 우리 국민의 식이섬유 섭취량은 1인 1일 평균 약 19.8g으로, 미국이나 일본 국민의 평균 섭취량인 약 15.0g에 비해 30% 정도 높은 것으로 나타났다. 이는 에너지 1000kcal 당 약 10g의 식이섬유를 섭취한 것에 해당되어, 한국영양학회에서 '한국인 영양 섭취 기준'을 통해 제안한 식이섬유 충분 섭취량인 12g/1000kcal에 비해서는 다소 부족한 수준이었으나 30-49세 성인의 경우에는 11.8g/1000kcal(1인 1일 평균 총 25.4g)로서 기준에 근접하였다."

식이섬유 섭취 권장량은 우리나라의 경우 20-25g이며(성인 기준), WHO에서는 27-40g을 섭취할 것을 권고합니다. 우리나라 연령별 식이섬유 충분 섭취량은 12세 이상에서 남자 25g, 여자 20g으로서 보건복지부 분석의 1일 19.8g으로는 부족한 수준이며, 현대의 식생활이 점차 가공식품, 간편식 위주로 변하는 상황에서 향후 충분 섭취량에 다다르는 것은 점차 힘들어질 수 있다고 보입니다.

분류	권장량
WHO	27~40g
캐나다	25~50g
미국	21~25g, 30~38g
호주	25~30g
한국	20~25g

부록 1-5 식이섬유 섭취 권장량

연령	남자	여자
1~2세	10g	10g
3~5세	15g	15g
6~11세	20g	15g
12세 이상	25g	20g

부록 1-5 우리나라 연령별 식이섬유 충분 섭취량 기준

다음 표는 우리나라 사람들이 주로 섭취하는 식품들이 어느 정도로 식이섬유를 포함하고 있는지, 특히 100g당 식이섬유 포함량으로

볼 때 가장 많은 음식이 어떤 것인지 조사한 표입니다. 1위에서 50위를 보면 고개가 끄덕여질 것입니다. 1위는 역시 미역, 마른 미역이 가장 많은 식이섬유를 함유하고 있습니다. 2위는 조금 의외인데요. 고춧가루가 선정되었습니다. 고춧가루의 경우 소화가 되지 않아 대장 내시경을 할 때 발견되는 경우가 많았는데, 그 이유를 알겠네요. 3위를 차지한 김의 경우도 식이섬유 함량이 많고 섭취의 용이성도 좋은 음식입니다. 하지만 소금 함량이 높아 다량 섭취는 좋지 않을 것으로 보입니다. 다시마의 경우 직접 먹는 것보다는 국물을 내는 데 소량씩 사용하기 때문에 큰 의미는 없을 것으로 생각됩니다. 콩도 식이섬유 함량이 높으나 포드맵 성분이 많아 콩을 너무 많이 넣은 음식이나 두유는 복부 불편감, 가스 팽만 등의 불편함을 끼칠 수 있습니다(두부는 괜찮습니다.). 콩, 팥, 들깨, 잡곡류도 백미(114위)에 비해 높은 식이섬유 함량을 보이나, 다량 섭취 시에는 포드맵 성분에 의해 역시 불편을 끼칠 수 있습니다. 보리밥을 먹으면 방귀가 많이 나온다는 이야기는 괜한 소리가 아닌 것입니다.

 완두콩은 콩 중에는 포드맵 함량이 적은 것으로 알려진 식품이며, 식이섬유 함양도 꽤 높은 18위로서 좋은 식이섬유로 사용될 수 있을 것으로 보입니다. 기타 여러 나물들이 보이고 고구마, 밤, 옥수수 등도 식이섬유 함양이 높은 음식입니다.

순위	식품명	100g당 식이섬유량	순위	식품명	100g당 식이섬유량
1	미역(말린 것)	43.43	40	고추장	4.17
2	고춧가루	39.69	41	된장	4.16
3	김(조선김)	33.6	42	우엉	4.1
4	다시마(말린 것)	27.56	43	도라지	3.99
5	강낭콩	19.15	44	갓김치	3.97
6	팥	17.59	45	고구마줄기(익힌 것)	3.9
7	대두	16.67	46	고구마	3.76
8	들깨가루	13.38	47	옥수수	3.75
9	대추(건과)	12.75	48	냉면	3.73
10	참깨	11.81	49	밤	3.59
11	보리	11.2	50	건포도	3.58
12	쑥	8.55	51	식빵	3.45
13	녹두(깐 녹두)	8.15	52	춘장	3.44
14	깻잎	7.9	53	늙은 호박	3.43
15	수수	6.95	54	밀가루(중력분)	3.36
16	카레분말	6.89	55	땅콩	3.32
17	혼합잡곡	6.88	56	열무김치	3.32
18	완두콩	6.75	57	현미	3.29
19	마늘	5.9	58	시금치	3.24
20	취나물	5.8	59	라면	3.09
21	냉이	5.68	60	시리얼-아몬드푸레이크	3.07
22	율무차(분말)	5.4	61	당근	3.06
23	마늘쫑	5.35	62	스낵과자-감자스낵	3.01
24	고사리(익힌 것)	5.14	63	햄버거	2.98
25	더덕	5.1	64	배추김치	2.98
26	파김치	5.05	65	근대	2.95
27	쌈장(혼합장)	5	66	팽이버섯	2.94
28	떡, 시루떡	4.95	67	총각김치	2.89
29	빵, 단팥빵	4.71	68	생강	2.88
30	풋고추	4.68	69	브로컬리	2.86
31	만두(고기만두)	4.63	70	유자차(분말)	2.86
32	파래	4.6	71	과자, 버터링쿠키	2.85
33	조	4.56	72	깍두기	2.84
34	고춧잎	4.56	73	롤빵	2.8
35	빵, 소보로빵	4.51	74	피자	2.72
36	빵가루	4.46	75	스낵과자-새우깡	2.69
37	토란대(익힌 것)	4.41	76	국수(마른 것)	2.64
38	식빵-옥수수식빵	4.28	77	파	2.63
39	아욱	4.21	78	콩나물	2.55

순위	식품명	100g당 식이섬유량
79	크래커, 에이스크래커	2.52
80	오이 소박이	2.5
81	기능성 음료	2.5
82	두부	2.47
83	미나리	2.46
84	감	2.46
85	표고버섯(생것)	2.44
86	피망	2.43
87	양송이버섯	2.36
88	연근	2.31
89	쑥갓	2.27
90	무청	2.26
91	양배추	2.18
92	자두	2.18
93	도우넛(링도넛)	2.12
94	부추	2.11
95	초코파이	2.05
96	복숭아	2.05
97	오렌지	1.95
98	포도	1.93
99	가지	1.85
100	바나나	1.85
101	상추	1.83
102	딸기	1.82
103	숙주나물	1.81
104	카스텔라	1.79
105	시리얼-콘푸로스트	1.77
106	배	1.76
107	떡, 인절미	1.73
108	스낵과자-옥수수	1.71
109	느타리버섯	1.7
110	초콜릿	1.59
111	당면	1.56
112	나박김치	1.54
113	두유	1.52
114	백미	1.51
115	배추	1.5
116	무	1.49
117	양파	1.47

순위	식품명	100g당 식이섬유량
118	오이	1.46
119	백김치	1.43
120	감자	1.42
121	애호박	1.4
122	사과	1.4
123	셀러리	1.38
124	토마토	1.34
125	묵, 도토리묵	1.21
126	참외	1.13
127	귤	1.12
128	가래떡	1.06
129	멜론	0.89
130	커피믹스	0.82
131	동치미	0.79
132	토마토케첩	0.79
133	토마토주스	0.76
134	케이크-파운드케이크	0.74
135	막걸리	0.62
136	케이크-생크림케이크	0.6
137	찹쌀	0.6
138	요구르트	0.18
139	수박	0.16
140	식혜(캔)	0.14
141	오렌지주스	0.1
142	홍차음료	0.06
143	당근주스	0.04
144	커피음료	0.03
145	포도주스	0.02
146	녹차음료	0.01
147	소시지(비엔나소시지)	0
148	햄	0
149	돼지고기가공품	0
150	어묵(튀김어묵)	0

부록 1-6 **식이섬유 함량이 높은 식품 목록**

국민이 가장 많은 식이섬유를 섭취하는 음식은 무엇일까요? 1등은 바로 백미입니다. 정말 의외죠? 백미는 다 소화되고 흡수되어 변을 거의 형성하지 않는다고 했잖아요. 그 이유는 다음과 같습니다. 위의 표를 보면 백미 100g당 식이섬유 함량은 114위로 100g당 1.51g을 함유하지만, 워낙 한국인의 백미 섭취량이 많기 때문에 최고의 식이섬유 음식으로 등극하였습니다. 2위는 역시 배추김치입니다. 배추김치의 경우 100g당 식이섬유가 2.98g으로 아주 높지는 않지만 워낙 섭취가 많은 편으로 역시 2위를 차지하였습니다. 성인의 경우 감, 고춧가루, 귤, 두부, 미역, 콩나물, 무, 사과, 김, 보리, 마늘, 시금치, 대두 등으로 식이섬유를 많이 섭취하였습니다. 미역을 제외하면 역시 식이섬유 함량이 높은 것은 아니지만 우리나라 사람들이 아주 많이 섭취하는 식품들인 것이죠.

대표적인 사례인 백미와 김치를 생각하면 백미는 워낙 당분의 함량이 높아 각종 성인병과 비만의 원인이 될 수 있어 식이섬유를 위해 다량을 섭취하는 것은 좋지 않습니다. 배추김치의 경우도 소금, 고춧가루, 마늘, 양파 등으로 인해 꽤 포드맵 성분이 많은 편으로, 고혈압 등 성인병 악화 가능성이 높고, 자극성 성분이 많아 다량 섭취하는 것이 좋지는 않습니다. 따라서 향후 우리나라 식생활도 현재와 같은 식이섬유 섭취 방향에서 비자극성, 저칼로리 음식으로 변경되어야 할 것으로 생각됩니다.

의외로 감이 꽤 높은 순위의 식이섬유 음식으로 선정되었습니다.

감은 100g 당 2.46g의 식이섬유를 함유하여 식이섬유 함유량으로는 84위로 선정되었지요. 높은 순위는 아니지만 잘 살펴보시면 과일 중에서 식이섬유 함유량이 높은 편입니다. 하지만 감을 많이 먹으면 변비가 생긴다는 이야기도 많이 들어보셨죠? 감에는 탄닌 성분이 함유되어 있는데 탄닌 성분은 장운동을 억제하고 대변을 딱딱하게 만들어 변비를 유발할 수 있습니다. 식이섬유 함량이 높은데 수분이 없어지면 변괴(단단하고 큰 변 덩어리)를 형성하여 심한 변비를 일으키거나 베조아(Bezoar, 위 안에 돌처럼 크고 단단한 덩어리가 생김)를 형성하여 위장관 폐색을 일으킬 수도 있습니다.

	국민 전체 (1인 1일)			
	식품명	식이섬유 섭취량(g)	총섭취량에 대한 비율(%)	누적 비율(%)
1	백미	3.24	16.35	16.35
2	배추김치	2.42	12.21	28.55
3	미역	0.69	3.48	32.03
4	고춧가루	0.64	3.2	35.23
5	감	0.54	2.7	37.93
6	보리	0.5	2.54	40.47
7	두부	0.49	2.48	42.95
8	대두	0.47	2.35	45.3
9	라면	0.44	2.19	47.49
10	콩나물	0.39	1.95	49.45
11	김	0.34	1.69	51.14
12	무	0.33	1.67	52.81
13	마늘	0.33	1.67	54.48
14	배	0.33	1.66	56.14
15	된장	0.32	1.59	57.73
16	귤	0.3	1.5	59.23
17	감자	0.28	1.44	60.67
18	파	0.28	1.43	62.1
19	깍두기	0.27	1.37	63.48
20	사과	0.27	1.37	64.85
21	시금치	0.26	1.31	66.15
22	양파	0.25	1.24	67.39
23	국수	0.24	1.18	68.57
24	열무김치	0.22	1.1	69.68
25	풋고추	0.21	1.06	70.74

	성인(30-49세) (1인 1일)			
	식품명	식이섬유 섭취량(g)	총섭취량에 대한 비율(%)	누적 비율(%)
1	백미	3.6	14.14	14.14
2	배추김치	3.41	13.41	27.55
3	감	1.42	5.57	33.12
4	고춧가루	0.99	3.9	37.02
5	귤	0.92	3.63	40.65
6	두부	0.81	3.16	43.82
7	미역	0.69	2.73	46.55
8	배	0.6	2.34	48.89
9	콩나물	0.55	2.16	51.05
10	무	0.53	2.1	53.15
11	사과	0.51	2.01	55.16
12	김	0.5	1.98	57.14
13	보리	0.5	1.98	59.12
14	마늘	0.47	1.86	60.97
15	시금치	0.44	1.74	62.72
16	대두	0.43	1.7	64.42
17	파	0.43	1.69	66.11
18	라면	0.43	1.67	67.78
19	깍두기	0.42	1.66	69.44
20	된장	0.42	1.64	71.08
21	총각김치	0.32	1.25	72.33
22	양파	0.3	1.16	73.49
23	풋고추	0.29	1.14	74.63
24	국수	0.26	1.02	75.65
25	고구마	0.26	1.01	76.66

부록 1-7 각 식품별 식이섬유 섭취량

식이섬유를 섭취하기 위한 음식 선택

한 가지에 치우친 식이섬유의 섭취는 좋지 않습니다. 다양한 미생물들과 살아가기 위해서는 다양한 식이섬유를 섭취하는 것이 아주 중요합니다. 단 과민성 대장증후군이 있어 대장이 민감한 경우에는 가스를 많이 만들 수 있는 포드맵 성분이 다량 함유된 식이섬유 식품은 섭취를 줄이는 것이 좋습니다.

아래 식이섬유소 함량(보건복지부 자료)을 확인해 보시죠. 수용성이 높은 경우 장내 미생물과 상호 작용으로 좋은 효과를 내기도 하지만, 반대로 가스 팽만와 수분 저류로 설사 등의 불편감을 만들 수 있습니다. 현미와 보리는 수용성 식이섬유 함량이 매우 높지요. 이런 경우 포드맵 성분이 많아 가스 팽만 등 배를 불편하게 할 가능성이 높다는 것입니다. 콩들도 식이섬유 함량이 높은데, 그중 강낭콩은 수용성 함량이 매우 높습니다. 따라서 배가 자주 불편한 경우, 강낭콩보다는 완두콩 쪽이 좋다는 것이죠. 줄기, 이파리, 뿌리 등의 야채와 채소류는 확실히 불용성의 함량이 높습니다. 하지만 적은 수용성 성분 중에서도 포드맵 성분이 높은 음식들이 있습니다. 잘 알려진 예로 마늘, 양파, 양배추는 포드맵 성분이 많아 배를 불편하게 할 가능성이 높지요.

종류	식품명	총 식이섬유소	수용성 식이섬유소	불용성 식이섬유소
곡류	현미	6.4	5.8	0.9
	수수	4.4	0.4	4.0
	옥수수	3.8	–	–
	통보리	11.2	6.9	4.3
	혼합잡곡	6.9	–	–
	백미	3.3	0.3	3.0
두류	강낭콩	27.5	6.4	22.9
	녹두	8.2	–	–
	대두	16.7	2.2	14.5
	완두콩	6.8	–	–
	팥(검은팥)	16.1	2.1	15.6
채소류	고사리(삶은 것)	5.1	0.3	4.8
	김치(배추김치)	3.0	0.2	2.8
	당근	2.9	0.4	2.5
	도라지	4.0	–	–
	배추	1.5	0.2	1.3
	부추	2.9	0.2	2.7
	애호박	1.4	0.4	1.0
	양배추	2.2	0.2	2.0
과일류	바나나	1.9	–	–
	배	1.8	0.6	1.2
	사과	1.4	0.1	1.3
	수박	0.2	0.3	–
	딸기	1.8	0.3	1.5
	참외	1.1	0.1	0.8
	파인애플	1.5		1.4
	포도	1.9	–	–
해조류	김(마른 것)	33.6	0.3	33.3
	미역(마른 것)	43.4	6.8	36.6
	다시마(마른 것)	27.6	2.4	25.2

부록 1-8 식품 중의 식이섬유소 함량(가식부 100g당 함량)

마지막으로

지금까지 식이섬유에 대해 알아보았습니다. 우리가 먹는 것들은 단지 탄수화물, 지방, 단백질 정도가 아닙니다. 다양한 미네랄, 비타민이에 더해 식이섬유까지 참으로 다양합니다. 또한 이 중에 식이섬유 하나만 생각해 보아도 수용성, 불용성, 점성, 비점성, 포드맵까지 정말 복잡합니다. 그래서 어려워 보이겠지만 항상 변비, 설사, 복부불편감이 지속된다면, 지금까지 정리한 위의 내용들은 꼭 알고 계시는 것이 좋습니다.

내가 불편한 원인을 알고 있는 것은 매우 중요한 일입니다. 매운 것을 항상 먹으며, "나는 과민성인가봐, 너무 불편한데 이렇게 살아야 하는 건가?"라고 하거나 "우유를 먹으면 항상 변이 묽어져 변이 새지만, 그래도 계속 우유를 먹어야지" 하고 생각하시는 분들이 계십니다. 하지만 적어도 내 불편의 원인을 안다면 약을 쓰지 않고도 나을 수 있는 것이죠.

"내일 배가 아프고 설사할 걸 알지만, 오늘은 꼭 매운 것을 먹을 거야." 내가 감내할 수 있다면 무슨 문제가 있겠습니까? 문제는 "나는 늘 왜 이렇게 배가 아프지?"라고 하면서 늘 매운 것을 먹고 있는 것입니다.

잘 알아야 합니다! 그래야 바꿀 수 있습니다!

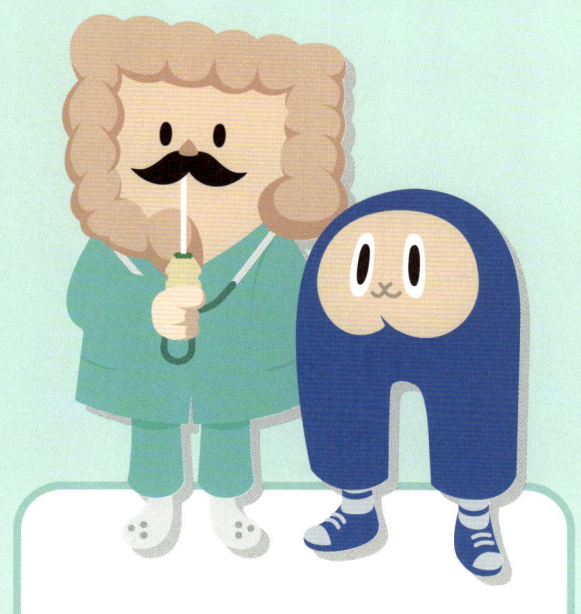

부록 2

변비를 이겨내기 위한 골반 사용 설명서

변비를 이겨내기 위해 지금까지 식이, 장의 운동, 배변 습관, 약물 사용에 대해 알아보았습니다. 이제부터는 식이 습관이나 약물 치료가 아닌 실제로 나의 장의 운동 능력을 항진시키고, 배변에 핵심적인 골반을 잘 사용하고 강하게 만드는 방법들에 대해 알아보고자 합니다. 우리 몸은 아주 정교하고 조화롭게 만들어져 있습니다. 잘 사용만 한다면 큰 문제를 일으키지 않습니다. 하지만 우리의 몸을 잘못 사용한다면? 몸은 점차 고장 나게 되고 이로 인한 불편이 발생하게 되는 것입니다. 배변을 힘줘서 하다 보면 치질이 악화되고, 거북목 자세로 종일 컴퓨터를 본다면 목과 허리 어깨의 통증이 점차 심해지는 것처럼 말입니다. 잘못된 골반 사용은 결국 망가진 자세에 의한 허리와 관절의 고장뿐만 아니라 골반통, 변비, 배변 곤란으로 이어질 수 있습니다.

원활한 장의 운동과 배변을 위해서는 골반을 잘 사용해야 합니다. 골반을 잘 쓰는 방법은 일상적인 자세, 호흡 그리고 배변 방식과 밀접한 연관이 있습니다.

> 배변 활동과 올바른 자세를 유지하는 데 필수적인 코어 근육? 바로 골반저근입니다.

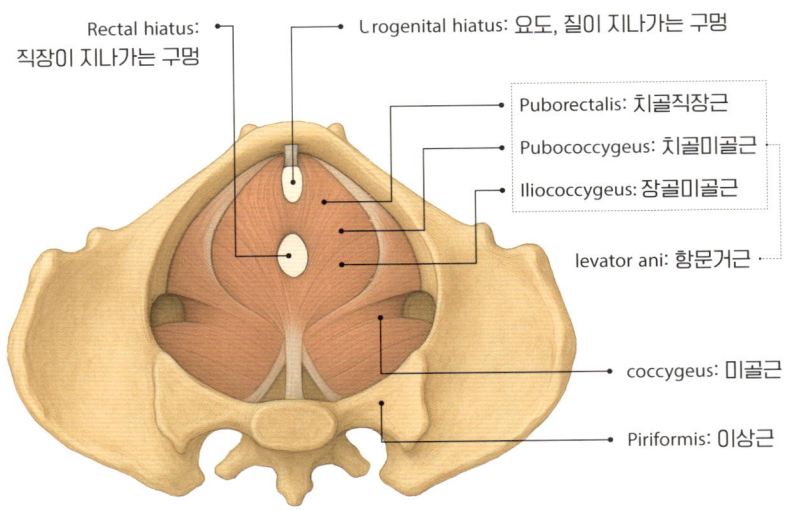

부록 2-1 골반저근

　골반저근은 우리 몸의 가장 아래를 지지하는 근육층으로, 내부 장기를 보호하고 받쳐주는 역할을 합니다. 이 근육층에는 요도, 질, 직장이 통과하며, 배뇨·배변 기능을 조절하는 데 핵심적인 역할을 합니다. 또한 골반저근은 단순히 배변이나 배뇨 기능뿐만 아니라, 중심 근육(Core Muscle)으로서 신체의 바른 자세 유지와 안정적인 움직임에도 매우 중요한 기능을 수행합니다. 항문거근(Levator ani), 치골미골근(Pubococcygeus), 장골미골근(Iliococcygeus), 치골직장근(Puborectalis), 미골근(Coccygeus)은 골반저근을 구성하는 주요 근육들입니다. 이러한

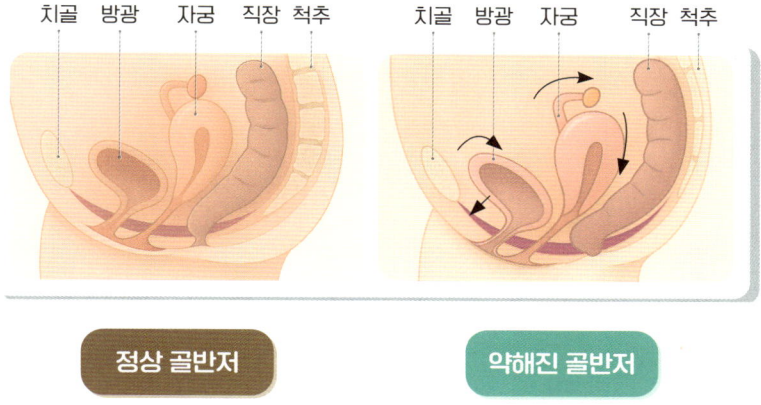

부록 2-2 골반저

골반저근에 부정적인 영향을 미치는 요인들과, 그에 대한 예방 및 교정 방법에 대해 함께 알아보겠습니다.

백해무익 좌식 생활

오래 앉아 있다 보면 속이 더부룩해지고 허리, 목, 어깨, 골반이 뻐근해지는 경험, 적어도 한 번쯤 겪어 보셨죠? 긴 시간 앉아 있으면 좋은 자세를 유지하기도 매우 어렵습니다. 대부분 다리를 꼬거나 의자에 기댄 자세로 있죠. 이는 뼈, 근육, 소화 기관에 긴장과 압박을 가중하게 됩니다. 지속적인 긴장과 압박은 허리, 목, 골반의 뼈와 근육에 통증을 유발하고, 위장 기능을 저하해 소화 불량을 만들죠.

오랜 좌식 생활이 변비를 만들 수 있다는 사실 알고 계신가요? 괄약근은 골반의 바닥 부분에 위치하기 때문에 좌식 생활에서 쉽게 압박을 받고 긴장하게 됩니다. 과하게 긴장된 괄약근은 배변 시 적절하게 이완되지 못하고 배변 활동을 방해합니다. 또한 치질, 항문통, 치열과 같은 항문 질환의 원인이 되기도 합니다.

오랜 좌식 생활로 굽고 뻣뻣한 척추들은 척추에서 나오는 자율신경계의 불균형을 초래하기도 합니다. 척추의 압박으로 교감 신경이 과도하게 항진되면 우리 몸은 불필요하게 긴장합니다. 이 또한 소화 기관의 연동 운동을 억제하고 변비나 과민성 대장 증후군 같은 소화기 문제에 영향을 끼칠 수 있습니다.

좌식 생활과 운동 부족은 스트레스에 대한 신체적, 정신적 회복 탄력성을 낮추기도 합니다. 좌식 생활을 주로 하는 사람들은 신체 활동이 활발한 사람들에 비해 스트레스를 더 쉽게 받고, 그에 따른 부정적인 신체 반응이 더 강하게 나타난다고 합니다. 과도한 스트레스는 '장-뇌 축'*의 연결에 부정적인 영향을 줍니다. 소화불량, 염증성 장 질환,

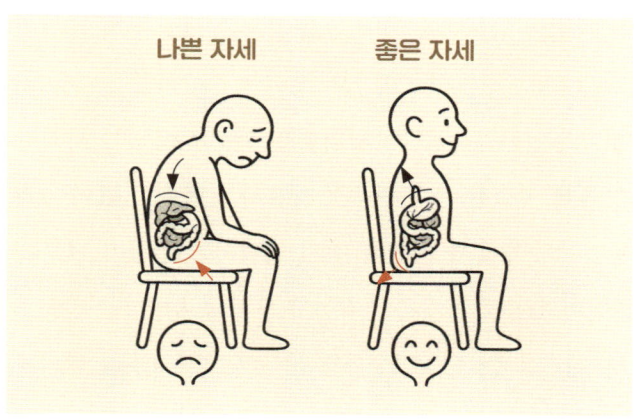

부록 2-3 나쁜 자세와 좋은 자세

과민성대장증후군, 우울증, 만성 설사나 변비, 비만 및 대사질환 등 소화기와 신체뿐만 아니라 정신 건강에도 광범위한 영향을 미칩니다.

현대인의 삶 속에서 좌식 생활과 스트레스는 피할 수 없는 그림자와 같습니다. 하지만 절망할 필요는 없습니다. 우리에게는 건강을 지켜낼 힘이 있으며, 그 해답은 바로 균형 잡힌 식단, 바른 자세 그리고 꾸준한 운동에 있습니다. 특히, 바른 자세 유지와 규칙적인 운동은 신체적·정신적 회복탄력성을 키워 스트레스를 효과적으로 관리하고, 나아가 '장-뇌 축'에 긍정적인 영향을 미쳐 변비나 소화 불량과 같은 불편함을 개선하는 데 중요한 역할을 합니다.

* 장-뇌 축은 장과 뇌가 신경, 호르몬, 면역 시스템을 통해 소통하며 상호 작용 하는 것을 말하는데, 이 연결은 소화기와 정신 건강에 중요한 영향을 미칩니다.

바른 자세와 횡격막 호흡 그리고 케겔 운동

횡격막 호흡이 뭘까요? 우리가 흔히 복식 호흡이라고 말하는 것이 바로 횡격막 호흡입니다. 호흡은 횡격막을 주로 사용하는 횡격막 호흡과 가슴과 목에 연결된 근육을 주로 사용하는 흉식 호흡이 있습니다. 우리는 횡격막의 수축과 이완을 직접 인지하기 힘들기 때문에 주로 배를 부풀리며 호흡하는 것을 생각하고 복식 호흡이라는 단어를 사용합니다. 하지만 실제로는 배로 숨을 쉰다기보다는 우리 폐의 아래쪽을 받치는 횡격막이 아래로 내려가며 폐에는 음압이 걸려 공기가 들어오고, 내려오는 횡격막은 복압을 높이며 배를 360도로 부풀리게 되는 것입니다. 횡격막이 올라가면 폐 안의 공기는 빠지고 복압이 낮아지며 배는 안으로 들어가게 됩니다.

횡격막 호흡의 장점

횡격막은 지구력이 강한 근육으로, 우리가 지치지 않고 계속 호흡할 수 있게 해줍니다. 흉식호흡은 목, 어깨 근육의 수축을 통해 갈비뼈와 흉부를 들어올려 호흡하는 방식으로, 깊은 호흡이 어렵고 쉽게 피로해질 수 있습니다. 특히 장운동을 조절하는 미주 신경(부교감 신경)은 횡격막을 지나가며, 횡격막의 움직임은 이 신경을 자극하여 심박수와 혈압을 낮추고 마음을 안정시키는 동시에 장운동도 촉진합니다. 요가나 명상에서 바른 자세로 복식 호흡(횡격막 호흡)을 권장하는 이유입니다. 복식 호흡을 하면 들숨 시 복압이 증가해 골반저근을 부드럽게 이완하고, 날숨 시 복압이 감소하면 자연스럽게 수축이 일어납니

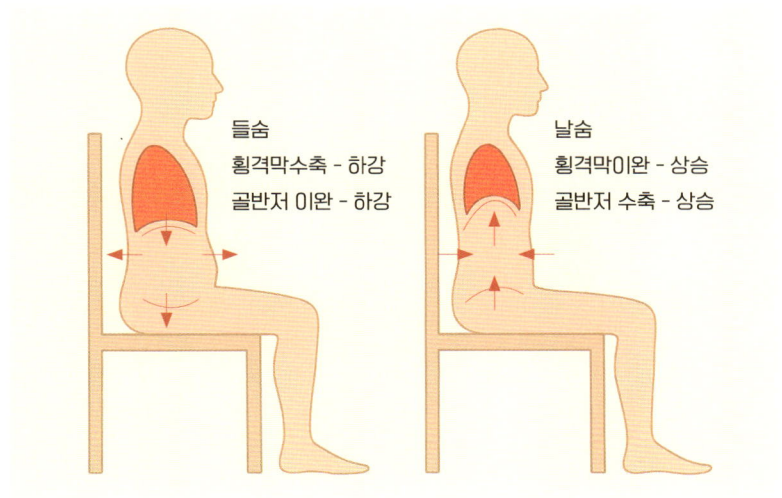

부록 2-4 횡격막 수축과 이완

다. 이처럼 리듬감 있는 복식 호흡은 건강한 골반저근 유지에 매우 중요합니다. 반면, 구부정한 자세에서는 복압이 상시 증가해 골반은 긴장한 상태가 되고, 횡격막이 내려가기 어려워 흉식 호흡이 주를 이루게 됩니다. 이는 미주 신경의 활성화를 방해하고 교감 신경을 과도하게 자극해, 장운동 저하나 변비 등 소화기 문제로 이어질 수 있습니다.

바른 자세를 유지하면 코어 근육이 활성화되고, 횡격막 호흡이 쉬워지며, 복부와 골반 내 압력이 고르게 분산되어, 허리, 복부, 골반저근의 불필요한 긴장을 줄일 수 있습니다. 자율 신경계도 안정돼 자연스럽고 건강한 위장 운동이 가능해지는 것이죠.

숨을 제대로 쉬는 것만으로도 몸의 균형이 회복될 수 있다는 사실, 놀랍지 않나요?

배변 시 밀어내는 힘 만들기

정상적인 배변을 위한 힘 주기는 다음 과정으로 이루어집니다. 횡격막이 아래로 내려오며 복압을 높여 배를 부풀리고 압력을 골반으로 전달하여 회음부를 하강시키며 변을 밀어내는 방식입니다. 하지만 배변이 잘 안 되어 과도한 힘이 필요할 때 코어 근육이 약해서 밀어내는 힘이 부족하면 사람들은 배를 쥐어짜듯 힘을 주는 경우가 많습니다. 마치 치약을 짜는 방식으로 변을 짜내는 것이죠.

이는 횡격막과 배 근육들이 공동 활성화를 통해 아래로 밀어내는

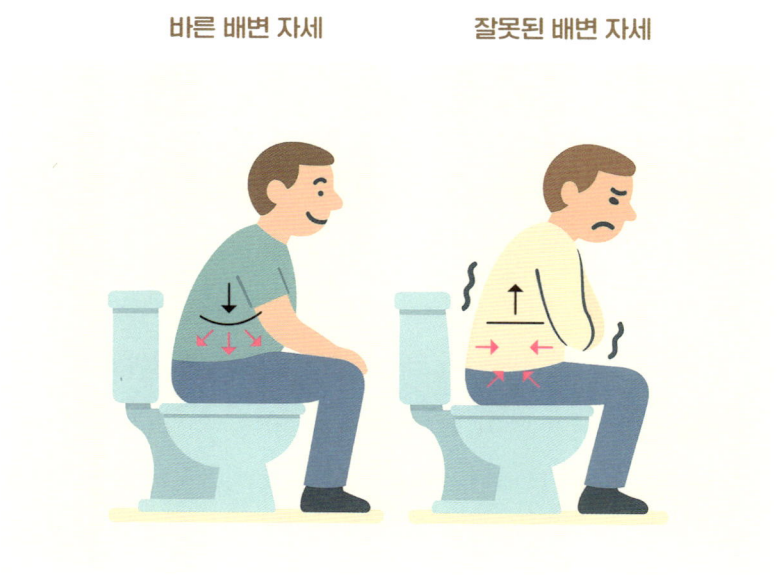

부록 2-5 바른 배변 자세와 잘못된 배변 자세

힘을 만드는 것이 아닌 복직근만 과도하게 사용하여 쥐어짜듯 짜내기 때문입니다. 이럴 경우 골반과 항문 괄약근은 오히려 수축하며 배변을 방해하는 역할을 하기도 합니다. 이런 힘주기와 배변 곤란을 치골직장근 이완부전(이완이 잘 안되거나 오히려 역설적으로 수축함)라고 합니다. 또한 밀어내는 힘은 있는데 배 근육의 적절한 활성화가 부족해 올챙이 배처럼 배만 앞으로 밀어내는 경우도 있습니다. 이때도 괄약근 방향으로 힘이 가는 게 아닌 복부 앞으로만 힘이 전달돼 제대로 밀어내기 힘듭니다. 계속 과도하게 힘만 줘 얼굴이 빨개지고 머리만 핑 도는 경우가 많습니다. 횡격막이 수축해 배를 밀어내는 힘이 증가하면 배 근육들의 활성화로 힘이 제대로 항문 쪽으로 전달됩니다.

자, 그럼 골반을 위한 바른 자세에 대해서 알아볼까요?

1. 올바르게 앉는 방법

1) 골반과 흉곽 정렬: 골반은 좌우 균형을 이루고 있어야 하며, 좌골(엉덩이 뼈)이 좌석에 균등하게 닿아야 합니다. 골반을 앞뒤로 천천히 굴리며 움직여보세요. 좌골을 바닥에서 세운다는 느낌이 듭니다. 골반과 흉곽의 정렬이 잘되면 복부 전체에 360도로 압력이 생기는 느낌이 들고 골반 위에 척추와 머리가 바르게 세워지게 됩니다. 이때 엉덩이에 닿아 있는 중심과 꼬리뼈를 인지해주

세요.

2) **다리와 발:** 다리는 골반 넓이 정도로 위치해주세요. 다리가 골반 넓이보다 좁으면 골반이 뒤로 밀려서 허리가 굽을 수 있어요. 발은 무릎보다 약간 뒤에 놓고 바닥에 평평하게 닿아 있어야 합니다. 무릎은 골반과 수평이거나 약간 낮게 유지합니다. 발이 바닥에 닿지 않으면 발 받침대를 사용하여 안정감을 높입니다.

3) **어깨와 목의 정렬:** 어깨는 이완된 상태로 유지하고, 귀와 어깨가 일직선이 되도록 합니다. 머리는 너무 앞으로 나가거나 당겨지지 않게 자연스러운 중립 형태를 유지해주세요.

4) **중립 척추 유지:** 앉을 때 척추는 자연스러운 에스자 곡선을 유지해야 합니다. 허리를 과도하게 구부리거나 뒤로 젖히지 않도록 주의합니다. 중립 척추는 골반의 앞뒤 기울기가 최소화된 상태입니다. 골반 정렬과 발의 지지, 그리고 어깨와 목의 정렬이 바르면 척추는 자연스럽게 중립을 유지할 수 있습니다.

5) **눈의 위치:** 컴퓨터 화면이나 책을 볼 때는 눈높이에 맞추어 목을 구부리지 않고 시선을 수평으로 유지할 수 있게 합니다.

6) **호흡:** 코로 자연스럽게 호흡해 보세요. 올바른 자세라면 목과 어깨

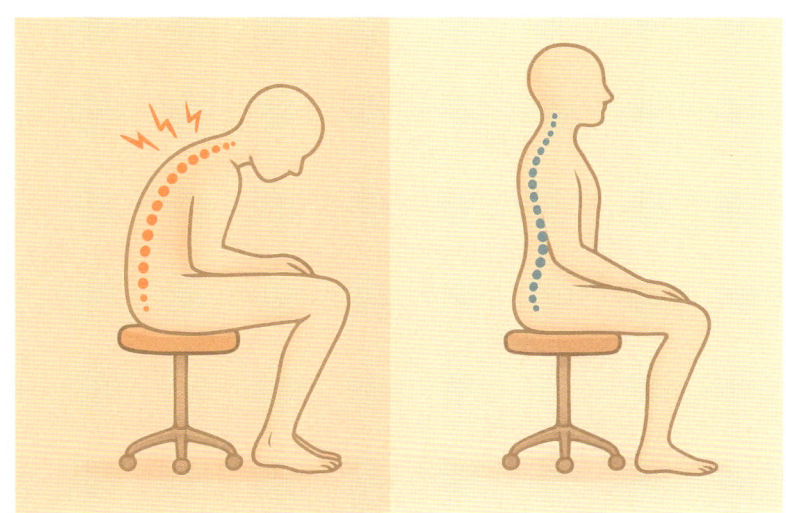

부록 2-6 잘못된 앉는 방법과 바른 앉는 방법

의 긴장 호흡이 아닌 복부 전체가 360도 자연스럽게 사용됩니다.

*주의사항: 등이나 허리를 과하게 펴지 않습니다. 반드시 골반의 움직임으로 해야 합니다! 코어를 사용하여 올바르게 앉기 위해서는 코어 근육을 사용해야 하기 때문에 시간이 지날수록 힘들어져요. 이럴 때 의자 등받이에 척추를 자연스럽게 기대고 쉬었다 다시 코어를 사용해 앉아주세요.

2. 올바르게 서는 방법

벽을 이용해 올바르게 서는 방법

1) 벽에 기대기: 벽을 등지고 서서 발을 벽에서 약 5~10cm 정도 떨어뜨린 후 척추 전체를 벽에 기대 섭니다. 발은 골반 너비 정도로 벌리고 서서 무릎은 살짝 구부려주세요.

2) 골반 흉곽 정렬: 허리가 너무 뜨지 않도록 골반과 흉곽이 서로 마주 보고 있는 상태를 만들어 주세요. 골반과 흉곽의 정렬이 무너지

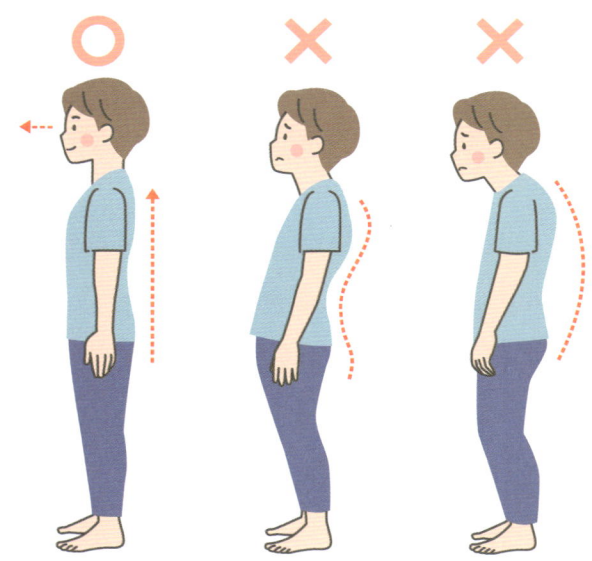

부록 2-7 올바른 서는 방법과 잘못된 서는 방법

지 않는 선에서 가슴을 천천히 펴주세요. 날개뼈를 모으지 않도록 주의해 주세요.

3) **호흡하며 관찰하기:** 들숨에서 복부와 흉부 전체가 360도로 자연스럽게 팽창하는지 확인해 주세요.

4) **벽에서 한 걸음 걸어 나와 유지하기:** 벽을 이용해 바른 정렬을 느낀 후, 무릎을 천천히 펴주세요. 벽에서 한 발짝 앞으로 걸어 나와주세요. 아랫배와 복부 전체에 힘이 자연스럽고 탄탄하게 들어가나요? 탄탄해진 코어 근육을 느끼며 유지해 보세요. (올바로 앉기와 서기는 허리나 가슴을 과하게 펴는 게 아닌 호흡과 코어의 사용으로 자세를 유지해야 합니다)

3. 올바른 배변 자세

1) 변기에 앉아 골반을 앞으로 내밀어 상체를 기울여 주세요. 등을 구부리는 것이 아닌 허리를 편 상태로 골반을 접어 상체를 기울인다고 생각하세요. 이때 서혜부가 깊어지는 느낌으로 해 주세요. 팔목을 허벅지 위에 얹어주세요. 제대로 자세를 만들면 아랫배에 힘이 약간 들어갑니다. 이러한 골반을 굽힌 상태는 치골 직장 각도를 둔각으로 만들어 배변의 배출을 쉽게 하는 데 도움이 되고, 복압을 골반으로 전달하여 회음 하강 및 배출에 도움을 줍니다.

2) 코로 숨을 마셔 복압이 증가됨을 느껴봅니다. 배를 부풀리는 느낌입니다. 복근의 적절한 긴장이 있고 몸이 굽어 있으면 압력은 앞쪽

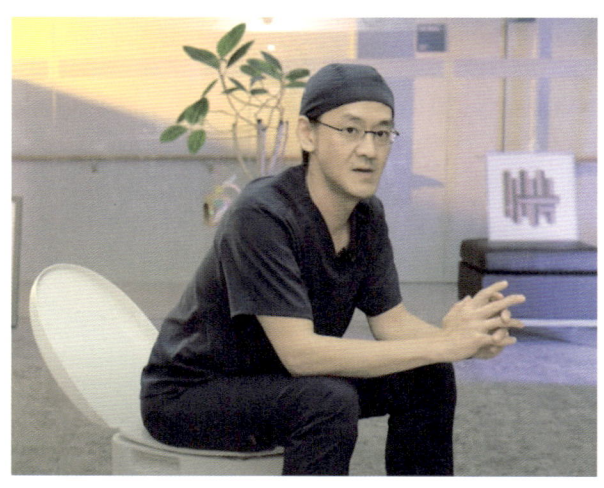

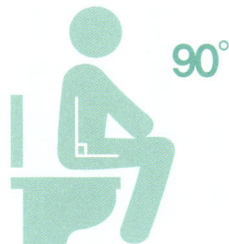 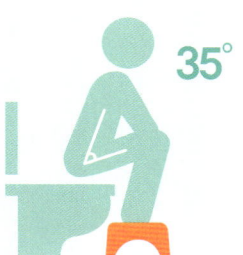

부록 2-8 변비에 좋은 배변 자세와 그렇지 않은 배변 자세

으로만 작용하는 것이 아닌 골반을 부풀리는 느낌으로 내려가게 됩니다. 이러한 하강 압력은 회음부를 적절하게 내리며 잔변을 해결하거나 첫 변이 단단해 잘 안 나올 시 배출을 돕습니다. 앞에서 이야기했듯이 변은 힘줘서 밀어내는 것이 아닌 저절로 나오는 것이니 힘주는 것은 필요시 최소한으로만 해야 합니다.

3) 발이 땅에 닿지 않는다면 발판을 사용해 주세요. 발판을 사용하면 쪼그려 앉는 자세처럼 엉덩이의 접힘을 더 크게 만들어 줍니다. 하지만 기억할 것이 있습니다. 발판을 너무 높이 사용하는 경우 몸 전체의 무게 중심이 발이 아닌 변기에 닿는 엉덩이 쪽으로 치우치게 되며 자칫 배변 자세가 불안해지고 무너질 수 있습니다. 이런 자세에서는

불필요한 복근이나 다리 근육의 긴장이 발생하며 오히려 배변을 방해할 수 있게 됩니다. 따라서 발판을 사용할 때도 너무 높지 않게 편안한 자세를 만들 정도로만 사용하는 것이 좋습니다.

운동 파트

편한 배변과
더 강한 골반을 위한 시작!
(복압, 흉추 신전, 케겔 그리고 골반 강화)

- 자세한 내용은 유튜브 응꼬형 채널에서도 배우고 함께할 수 있습니다 -

장운동 촉진과 변을 잘 밀어내기 위한 복압 운동

- 누워서 횡격막으로 복식 호흡하기 (복식 호흡을 통해 부교감 신경 UP! 장운동을 촉진하자!)
- 천장을 보고 바르게 누워 무릎을 90도로 구부려주세요.
- 등이 바닥에 잘 닿아 있는지 확인해 주세요. 만약 떠 있다면 적당한 높이의 베개나 쿠션을 사용하여 등이 닿게 해주세요
- 소리 나지 않게 천천히 코로 숨을 들이쉽니다. 이때 가슴이 아닌 복부가 360도로 천천히 부푸는지, 골반 아래와 꼬리뼈까지 잘 부푸는 느낌이 드는지 관찰해 주세요. (일부러 배 내밀지 마세요!)

입으로 '스으~' 하고 소리가 나게 천천히 뱉어주세요.

- 초반에 입으로 여러 번 반복한 후 잘 된다면 내쉴 때도 코로 해주세요.

주의사항: 긴장하지 말고 조용히, 천천히 명상하듯 해주세요.

3개월 자세 (3개월 아기들이 보이는 자세)

- 천장을 보고 누워주세요. 이때 천천히 골반, 꼬리뼈, 척추, 머리의 위치를 인지해 주세요.
- 다리를 한 쪽씩 그림과 같이 천천히 들어주세요. 다리를 드는 동작에 집중하기보다 꼬리뼈와 척추 전체가 움직이지 않게 하는

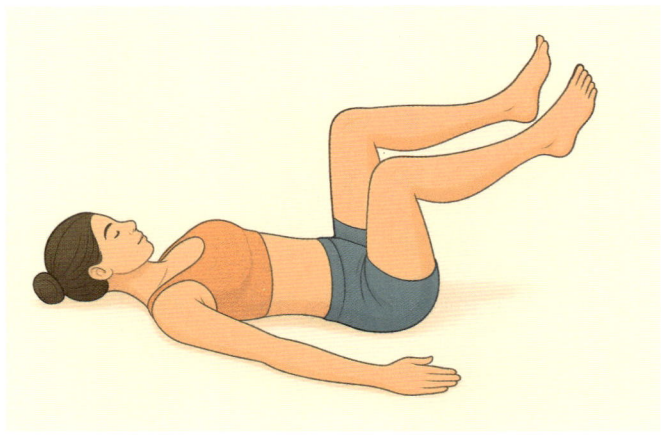

부록 2-9 복압 운동 - 3개월 자세

데 더욱 집중해야 합니다.
- 다리를 들고 있는 자세에서 골반, 꼬리뼈, 척추, 머리의 위치를 인지하며 유지해주세요.
- 호흡이 가빠지고 다리나 허리, 서혜부 주변에 힘이 들어가기 전까지 진행해 주세요.
- 시간을 기록하며 천천히 늘려 3분까지 목표로 연습해주세요.

> **주의사항**: 숨을 멈추거나, 과하게 긴장하거나, 배가 아닌 다른 부위에 힘이 들어가면 안 돼요 (허리, 목, 어깨, 엉덩이, 허벅지).

3개월 자세 + 크런치 (적절한 복압을 만들어 변을 밀어내자)

- 3개월 자세를 만들어 주세요.
- 뒤통수를 양손으로 가볍게 잡아 주세요.
- 눈으로 배꼽을 바라보며 눈, 코, 입, 쇄골, 흉골 순으로 올라와 주세요. 이때 호흡은 입으로 천천히 뱉어 주세요.
- 날개뼈가 바닥에서 뜨기 직전까지만 올라와 주세요. 이때 갈비뼈가 자연스럽게 모이며 등뼈가 바닥에 눌리는 느낌이 듭니다.
- 흉골, 쇄골, 입, 코, 눈의 순서로 내려오며 원위치로 돌아갑니다.

> * 초보자는 10개씩 3세트, 숙련자는 20개씩 3세트를 합니다.

> 주의사항 : 목에 힘이 들어가면 안 돼요! 서둘러서 하지 마세요! 골반은 움직이면 안 돼요!

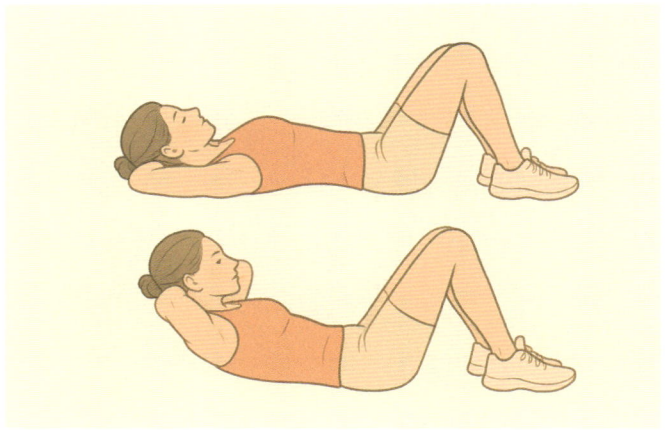

부록 2-10 복압 운동 - 3개월 자세 + 크런치

뻣뻣한 흉추를 부드럽게 (폼롤러 사용)

- 등을 펴자 – 흉추 신전
- 폼롤러를 바닥에 놓고 무릎을 구부려 누워 주세요.
- 어깨부터 등 아래까지 폼롤러를 굴려 충분히 마사지해 주세요.
- 폼롤러를 날개뼈보다 살짝 아래에 놓고 무릎을 구부려 주세요. 허리가 뒤로 젖혀지지 않게 해주시고, 꼬리뼈가 움직이지 않게 해주세요. 손은 뒤통수를 잡아 주세요.
- 천천히 뱉는 호흡과 함께 기지개를 켜듯 스트레칭을 해주시고 다시 원위치로 돌아가면 호흡을 들이 쉽니다(10회씩 2~3세트).

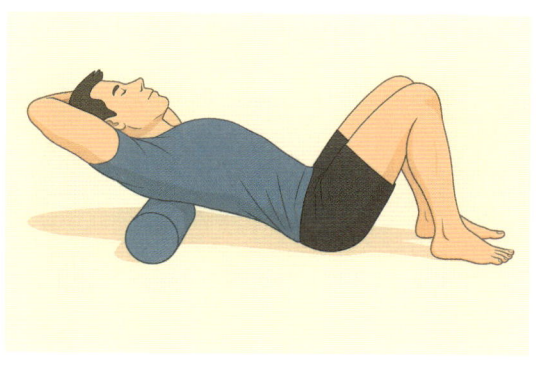

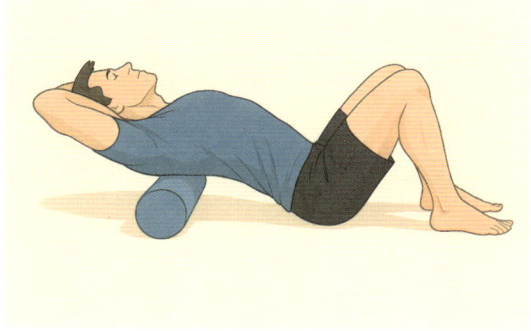

부록 2-11 흉추 신전

주의사항: 허리가 꺾이지 않게 배 근육의 적절한 긴장을 유지해 주세요.

회전으로 더욱 부드럽게

- 옆으로 누워 사진과 같이 폼롤러를 사용하여 자세를 만들어 주세요.
- 숨을 길게 내쉬며 시선은 손바닥을 따라가게 하고, 몸통을 돌리

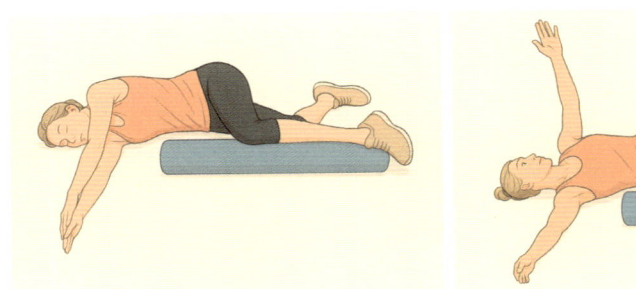
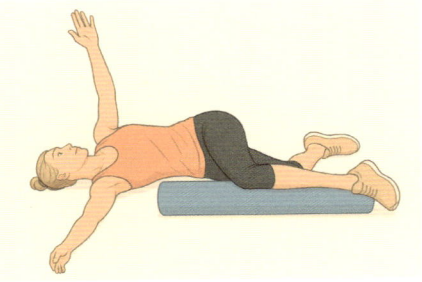

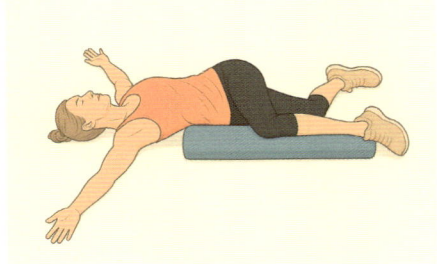

부록 2-12 **흉추 회전 운동**

며 흉추 회전 스트레칭을 해주세요.
- 들이쉬는 호흡과 함께 원위치로 돌아오세요. 좌우 15회씩 3세트 반복합니다.

> 주의사항: 다리에 위치한 폼롤러에서 다리가 떨어지면 안 돼요. 허리가 아닌 흉추를 회전해 주세요.

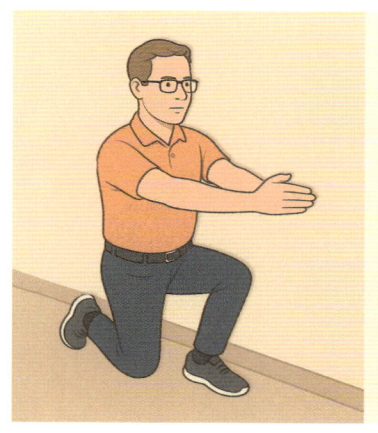 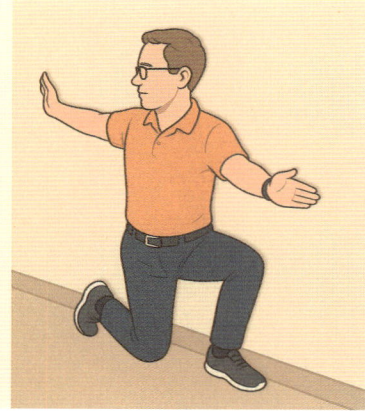

부록 2-13 벽을 이용한 흉추 스트레칭

벽을 이용한 흉추 스트레칭

- 그림, 사진과 같이 벽과 무릎 사이에 쿠션을 위치해 주세요.
- 숨을 내쉬며 시선은 손바닥을 따라 흉추를 회전 스트레칭해 주세요.
- 들이쉬는 호흡과 함께 원위치로 돌아옵니다. 좌우 10회씩 3세트 반복합니다.

괄약근을 더욱 건강하게! 호흡과 함께 하는 케겔

누워서 케겔

- 앞부분의 누워서 횡격막으로 복식 호흡하기를 참고해 주세요.

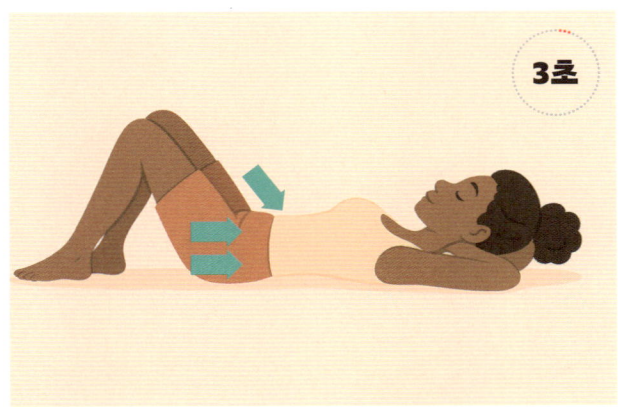

부록 2-14 누워서 하는 케겔 운동

- 입으로 '스~' 소리와 함께 숨을 내쉬며 회음부를 정수리 방향으로 올리는 느낌으로 천천히 조여 주세요. (호흡을 50% 이상 내쉴 때부터 조여 주세요. 조이기는 3초간 유지합니다.)
- 호흡을 들이쉴 때 당긴 회음부를 조인 힘을 풀어 주세요. 강하게 힘을 주는 것이 아닙니다. 너무 과한 힘 주기는 과한 긴장을 만들 수 있어 천천히 늘려나가야 합니다.

> 초보자 - 최대로 조일 수 있는 힘의 10~15% 정도로 10회 반복 2~3세트
> 숙련자 - 최대로 조일 수 있는 힘의 15~25% 정도로 10회 반복 2~3세트

앉아서 케겔

- 올바르게 앉는 방법 파트의 자세를 참고해 주세요.
- 입으로 "스~" 소리와 함께 숨을 내쉬며 회음부를 정수리 방향으로 천천히 조여 주세요.
- 호흡을 들이쉴 때 회음부를 조인 힘을 풀어 주세요.
- 풀어줄 때 괄약근이 조이기 전보다 조금 더 이완되는 상상을 해 주세요.

누워서 & 앉아서 공통

> 주의사항: 회음부가 위치한 골반저근이 아닌 허벅지, 엉덩이, 복부에 힘이 들어가면 안 돼요. 정확하게 회음부가 위치한 골반저근만 수축해 주세요.

> 초보자 - 최대로 조일 수 있는 힘의 10~20% 정도로 10회 반복 2~3세트
> 숙련자 - 최대로 조일 수 있는 힘의 30~40% 정도로 10회 반복 2~3세트

골반 주변 근육과 전신 순환을 돕는 운동

런지 타바타

- 골반 넓이로 서서 의자나 책상 또는 고정된 물체를 잡아 주세요. 골반은 뒤로 머리는 앞으로 동시에 움직이며, 고관절을 꺾으며

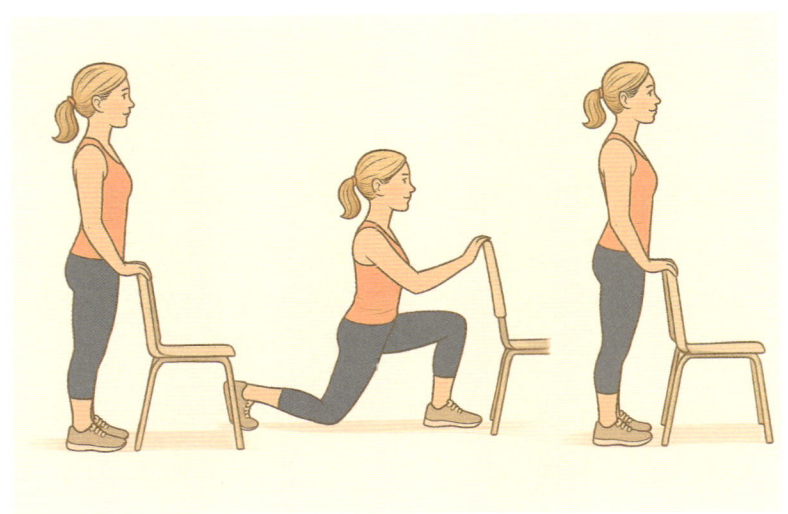

부록 2-15 런지 타바타

한쪽 다리를 뒤로 충분히 스트레칭 될 정도로 보내 주세요.
- 좌우 골반과 흉곽이 틀어지지 않게 유지해 주세요. 뒤에 있는 다리의 무릎은 자연스럽게 편 상태를 유지하며 앞에 있는 다리의 무릎을 구부려 그대로 앉듯이 내려가 주세요.
- 그대로 앞에 위치한 다리로 지면을 밀고 일어서 주세요. 좌우 다리를 번갈아 가며 운동해 주세요. 호흡은 올라올 때 내쉬고 내려갈 때 들이쉽니다.

초보자 - 좌우 10개 1세트, 총 3~5세트
숙련자 - 좌우 20개 1세트 총 3~5세트

> 주의사항: 앞에 있는 발의 뒤꿈치가 들리지 않게, 무릎 위치는 2번째 발가락 방향으로 뒤에 있는 다리의 발은 좌우로 틀어지지 않게 해주세요. 처음에는 천천히 연습하고 숙련되면 숨이 차는 속도로 진행해 주세요.

골반 운동의 꽃, 스쿼트

- 발을 골반 넓이보다 넓게 혹은 어깨 넓이 정도로 서 주세요.
- 발을 약 10도 바깥으로 돌려 주세요(돌리는 각도는 개인차 있음).
- 두 번째 발가락과 정강이 무릎 중앙을 같은 위치에 맞춰 주세요.
- 수세식 변기에 앉아 용변을 보는 자세를 상상하며 천천히 앉아 주세요(발끝과 정강이 무릎 중앙을 유지하며 안쪽 허벅지와 아랫배에 힘

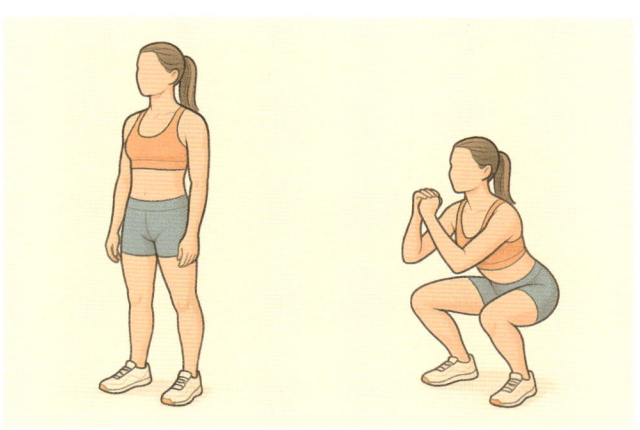

부록 2-16 스쿼트 자세

을 느끼며 내려가야 합니다.).

- 아랫배, 허벅지 전체, 엉덩이에 힘이 들어가고 자세가 흔들리지 않는 깊이까지 앉아 주세요.
- 무게 중심이 흔들리지 않게 발로 지면을 밀며 일어나 주세요..

초급자 - 10개씩 5세트 목표
중급자는 20개씩 5세트, 숙련자는 무게를 이용한 스쿼트
운동 강도: 최대 운동 능력의 60~70% 또는 최대 심박수의 50~70%
운동 시간: 20~40분, 운동 빈도: 주3~5회